Das große
YOGA VIDYA PUJA BUCH

Große Yoga Vidya Puja, Kleine Krishna Puja & die 108 Namen von Shri Krishna, Swami Sivananda, Shiva und Lakshmi

Das große
YOGA VIDYA PUJA BUCH

Große Yoga Vidya Puja, Kleine Krishna Puja & die 108 Namen von Shri Krishna, Swami Sivananda, Shiva und Lakshmi

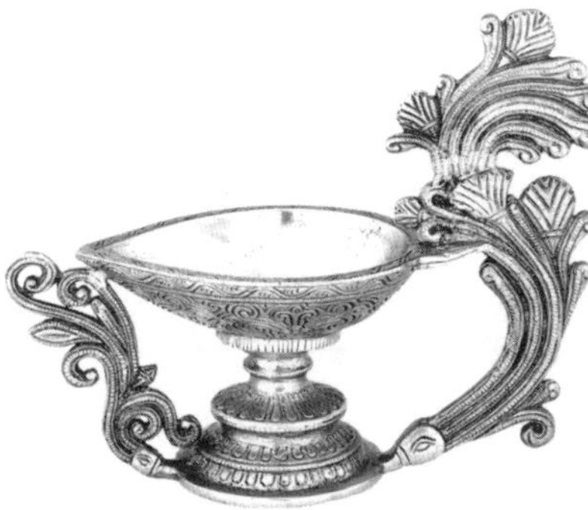

YOGA VIDYA VERLAG

1. Auflage 2018

Lektorat: Sw. Nirgunananda
Korrektorat: I. Anzenberger, K. Schmidt
Satz, Layout, Text- und Bildbearbeitung: D. Pade
Umschlagsgestaltung und -bearbeitung: D. Pade

Printed in Germany

ISBN 978-3-943376-25-8

Weitere Sach- und Fachbücher sind zu beziehen über:
Yoga Vidya GmbH, Yogaweg 7, 32805 Horn-Bad Meinberg, Deutschland
Tel. 05234/87-2209, Fax – 2225, https://shop.yoga-vidya.de, www.shop.yoga-vidya.de

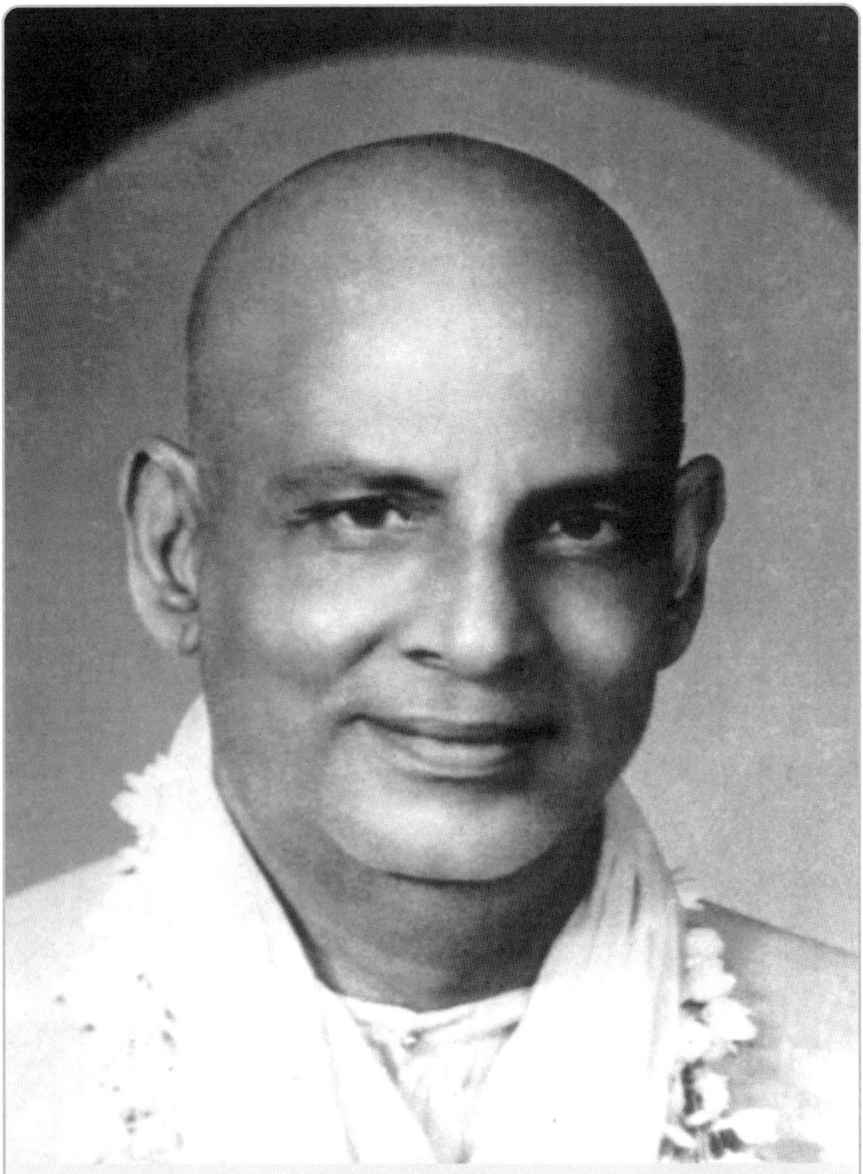

Swami Sivananda
(8.9.1887-14.7.1963)
Einer der großen Yoga-Meister unserer Zeit.

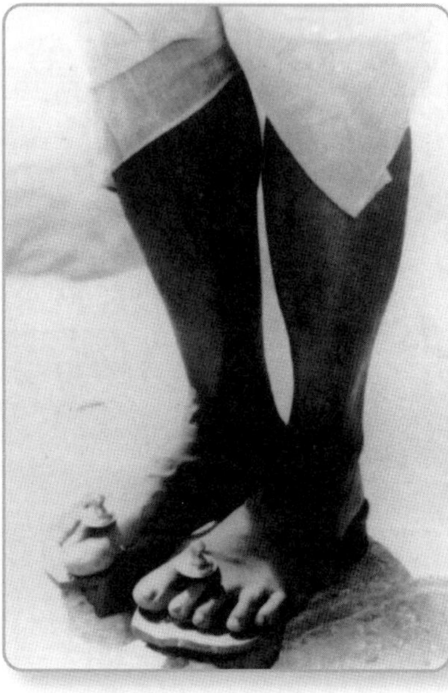

Inhaltsverzeichnis

Pūjā

Dieses Puja-Buch beinhaltet u. a. Auszüge aus einem Text über *Puja, Bhakti und Verehrung* von Swami Sivananda und den gesamten Sanskrit-Text (in wissenschaftlicher Umschrift), seine Übersetzung ins Deutsche und Erläuterungen der Puja (Verehrungszeremonie), wie sie von Swami Vishnu-devananda, dem Gründer und spirituellen Lehrer der Sivananda Yoga Vedanta Zentren, zelebriert wurde und bei Yoga Vidya zelebriert wird.

Pūjā, Bhakti und Verehrung

Auszüge aus „Bhakti und Sankirtan"
von Swami Sivananda

UPĀSANA (DIE WICHTIGE BEDEUTUNG VON VEREHRUNG)

> „Verehrung ist die Bemühung von Seiten des Bhaktas (Verehrer/in), die Nähe, die Präsenz Gottes bzw. des höchsten Selbst zu erreichen. Sie besteht aus all denjenigen Bräuchen und Praktiken – physisch und mental – durch die der Aspirant einen beständigen Fortschritt im Reich der Spiritualität macht und letztlich im eigenen Selbst, im eigenen Herzen die Gegenwart der Gottheit verwirklicht."
>
> ~ *Swami Sivananda*

Essen, Trinken, Schlafen, Fortpflanzung und verschiedene Grundemotionen wie Angst, Trauer etc. haben Mensch und Tier gemeinsam. Jedoch das, was einen zu einem „wirklichen" Menschen, zu einem „Gottmenschen" macht, ist Upasana – Verehrung, spirituelle Hingabe und Disziplin. Upasana verwandelt einen Menschen in gesegnete Göttlichkeit.

> „Durch die Verehrung von Mir allein kann Ich wahrgenommen werden, o Arjuna, und in Meiner Essenz erkannt und gesehen werden."
>
> ~ *Shri Krishna* [BhG, 11.54]

Von allen Praktiken und Disziplinen, die den spirituellen Fortschritt fördern, ist Upasana gerade am Anfang des Weges ganz besonders segensreich, denn es hilft, die Emotionen, das Herz, mit einzubeziehen und durch die Hingabe an eine höhere Wirklichkeit die begrenzte Ich-Identifikation aufzulösen. Außerdem ist es einfach. Ohne Glauben in das Gebet wird Dharma (u. a. Geben, Nächstenliebe) nicht in seiner ganzen Fülle wirksam und der Geber erhält nicht den vollen Nutzen seiner uneigennützigen Handlung. Geschenke, die mit Hingabe und Liebe Gott dargebracht werden, sind wirklich sattwig. Auch bei Tapas (Einfachheit; spiritueller Disziplin), Yajna (Opfer) und Kirtan bringt die gesammelte Kraft von Vertrauen, Liebe zu Gott und das starke Verlangen nach Erleuchtung reiche sattwige Früchte.

Patanjali Maharishi betont an verschiedenen Stellen seiner *Yoga Sutras*, des Grundlagenwerks für den Raja Yoga, die wichtige Bedeutung von Upasana. Selbst für einen Raja Yogi ist Upasana wichtig. Es ist auch auf dem Raja-Yoga-Weg sehr unterstützend, wenn der Yogi/die Yogini sich an den Aspekt des Göttlichen wendet, zu dem er/sie den besten Zugang hat – seine/ihre Ishta Devata. Ishvara Pranidhana, die Hingabe an Gott, ist im Raja Yoga ein Anga (Glied) von Niyama (der Disziplin im Umgang mit sich selbst) und des Kriya Yoga. Patanjali sagt, dass man auch (auch) durch Upasana in Samadhi eintreten kann.

PRATIMĀ (DAS SYMBOL)

Während letztlich alles zu einem Objekt der Verehrung werden kann, wählt man dennoch normalerweise solche Dinge, die auf Grund ihrer Wirkung auf den Geist dafür geeigneter sind. Ein Bild oder das Symbol eines göttlichen Aspektes ist geeignet, im Geist des Verehrers den Gedanken an diesen Gottesaspekt (Devata) hervorzubringen. Shaligram-Steine (besondere Steine mit einem Fossil, die Vishnu symbolisieren) ermöglichen sehr leicht die Konzentration des Geistes. Jede/r hat seine/ihre eigenen Vorlieben für ein spezielles Symbol oder Abbild. Dies sind persönliche Neigungen des Verehrers/der Verehrerin gemäß seinem/ihrem Glauben in deren besondere Wirksamkeit. Psychologisch gesehen bedeutet dies, dass ein bestimmter Geist der Meinung ist, dass Konzentration, Meditation und Gebet am besten in der gewünschten Richtung funktionieren mit Hilfe dieses speziellen Mittels, Werkzeugs, Symbols oder Abbilds.

Für den Verehrer, der an das Symbol glaubt, ist jede Art von Bildnis der Körper Gottes, eine Repräsentation Gottes, verborgen im Stein, Ton, Messing, Bild, Shaligram etc. Eine solche Art von Verehrung ist keine Vergötterung. Jegliche Materie ist nichts anderes als eine Manifestation Gottes. Gott ist in allem präsent, was existiert. Alles ist ein Objekt der Verehrung, da alles eine Manifestation Gottes ist und Er in allen Objekten verehrt werden kann. Schon allein der Akt der Verehrung legt nahe, dass das Objekt der Verehrung höherstehend ist und Bewusstsein besitzt. Diese Art und Weise, die Dinge zu betrachten, soll der Bhakta erreichen. Der ungeübte Geist wird auf diese Weise trainiert, die Dinge, die Welt, allmählich so wahrzunehmen.

Der Großteil der Menschheit hat zunächst einen grobstofflichen, „unreinen" oder schwachen Geist. Darum muss das Objekt der Verehrung für Menschen am Anfang rein sein und man vermeidet Objekte, die Begierde oder Widerwillen hervorrufen können. Jedoch der weiter fortgeschrittene Sadhaka, der einen reinen Geist hat und der die göttliche Präsenz überall und in allem sieht, kann jegliches Objekt verehren.

UPĀSANA (DIE VEREHRUNG)

Upasana bedeutet wörtlich „nahe bei Gott sitzen". Upasana heißt, sich dem auserwählten Ideal bzw. Objekt der Verehrung zu nähern, indem man darüber in Übereinstimmung mit den Lehren der Schriften und des spirituellen Lehrers meditiert, und indem man den Geist in diesem einen Gedanken verankert, so wie Öl in einem ununterbrochenen Strom fließt, wenn es von einem Gefäß in ein anderes gegossen wird (Tailadharavat).

Es gibt zwei Arten von Upasana: *Pratika Upasana* und *Ahangrahaka Upasana*. Das Wort „Pratika" bedeutet „Symbol". Pratika Upasana ist Saguna Upasana, d. h. Verehrung eines konkreten Objekts als Symbol einer höheren Wirklichkeit. Ahangrahaka Upasana ist Nirguna Upasana, d. h. Meditation auf das formlose und eigenschaftslose Akshana, das transzendente Brahman (Absolute). Meditation über Statuen, Shaligram und Bilder von Rama, Krishna, Shiva, Gayatri Devi etc. ist Pratika Upasana. Der sich weit erstreckende blaue Himmel, der alles durchdringende Äther, das alles durchdringende Licht der Sonne etc. sind Pratikas für die abstrakte Meditation. Nirguna Upasana ist abstrakte Meditation.

Das Hören der Lilas Gottes (der „göttlichen Spiele" und Geschichten), Kirtan (das Singen von Gottes Namen), das kontinuierliche Sicherinnern an Gott (Smarana), Dienst an Gott, das Darbringen von Blumen, das Sichverneigen, Gebet, das Singen von Mantras, Ergebenheit, Dienst an Meistern/Meisterinnen, Dienst an der Menschheit und gegenüber dem Land mit Narayana Bhava (der inneren Einstellung, dass all dies Dienst an Gott ist) – all dies gehört zu Saguna Upasana.

Das Singen von *oṃ* mit Atma Bhava (d. h. mit der Einstellung, dass alles das eigene Selbst ist), Dienst an der Menschheit und gegenüber dem Land mit Atma Bhava, mentales Japa (Mantra-Wiederholung) von *oṃ* mit Atma Bhava oder Brahma Bhava, Meditation über *so'ham* oder auf *śivo'ham* oder auf die Mahavakyas wie *aham brahmāsmi* oder *tat tvam asi* gehören zu Ahangrahaka Upasana bzw. Nirguna Upasana (abstrakter Verehrung).

Upasana verändert die mentale Substanz, transformiert Rajas und Tamas und erfüllt den Geist mit Sattva, Reinheit. Es löscht Vasanas (subtile Wünsche), Trishnas (Wünsche, Verlangen, Begierde), Egoismus, Hass, Zorn etc. aus. Upasana wendet den Geist nach innen und bringt schließlich den Bhakta von Angesicht zu Angesicht mit dem Göttlichen, befreit ihn damit vom Rad der Geburt und des Todes und verleiht ihm Unsterblichkeit und Freiheit.

Der Geist wird zu dem, worauf er meditiert. So wie du denkst, so wirst du. Dies ist das unveränderliche psychologische Gesetz. Es liegt eine geheimnisvolle, unergründliche Kraft (Achintya Shakti) in Upasana, welche den Meditierenden und das, worüber er meditiert, eins werden lässt.

Saguna Upasana ist Bhakti Yoga, der Yoga der Hingabe. Nirguna Upasana ist Jnana Yoga (der Yoga des Wissens). Der Yoga der Hingabe ist sehr viel leichter als Jnana Yoga. Im Bhakti Yoga etabliert der Bhakta eine nahe und liebevolle Beziehung zu Gott. Er kultiviert langsam jeden der fünf Bhavas (Arten der Hingabe), je nach seinem Temperament, Geschmack und seinen Fähigkeiten. Die fünf Bhavas sind: Shanta Bhava (Gott als Frieden), Dasya Bhava (sich als Diener Gottes fühlen), Sakhya Bhava (Gott als Freund), Vatsalya Bhava (Pita Putra Sambandha – Vater/Mutter-Kind-Beziehung), Madhurya Bhava (Liebender und Geliebter). Der letzte Bhava ist die höchste Form von Bhakti. Er bedeutet Verschmelzung, Absorption in Gott. Der Bhakta verehrt Gott. Er erinnert sich ständig an Ihn (Smarana). Er singt Seinen Namen (Kirtan). Er spricht von Seiner Herrlichkeit. Er wiederholt Seinen Namen. Er rezitiert Seine Mantras. Er betet und verneigt sich. Er hört Seine Lilas. Er praktiziert vollständige, bereitwillige, bedingungslose Hingabe, erhält Seine Gnade, hält Gemeinschaft mit Ihm und verschmilzt letztlich mit Ihm.

Im Jnana Yoga, dem Pfad des Vedanta, erwirbt der Aspirant die vier Mittel zur Befreiung: *Viveka* (Unterscheidungskraft), *Vairagya* (Loslassen, Nichtanhaften), *Shatsampat* (die sechs Tugenden: 1. Shama [Ruhe des Geistes], 2. Dama [Zurückziehung der Sinne], 3. Uparati [Vermeiden], 4. Titiksha [Durchhaltevermögen], 5. Shraddha [Vertrauen], 6. Samadhana [Gleichmut, Einpünktigkeit des Geistes]) und *Mumukshutva* (Sehnsucht nach Befreiung). Dann wird er zu einem Brahmanishtha Guru kommen, der das höchste Selbst verwirklicht hat, der ihn in der Shruti (Schriftensammlung) unterweist. Dann reflektiert und meditiert er über das Selbst, Atman, und erlangt schließlich Atma Sakshatkara, Brahmanubhava (direkte Verwirklichung des Selbst).

Saguna Brahman ist Saupadhika („mit Upadhi", d. h. „mit Hülle"). Maya ist Sein Upadhi, Sein Karana Sharira (Kausalkörper). Nirguna Brahman ist Nirupadhika (ohne jegliche begrenzende Hülle). Es ist frei von Maya. Saguna Brahman ist allwissend, allmächtig, allgegenwärtig. Saguna Brahman ist Ishvara (Gott). Nirguna Brahman nimmt für Sein göttliches Spiel (Lila) und für die Verehrung die Form von Saguna Brahman an. Nirguna Brahman ist vergleichbar mit der Sonne, Saguna Brahman mit den Strahlen der Sonne. So wie Wasser in seinem unmanifestierten Zustand in Form von Dampf existiert, so existiert auch Nirguna Brahman in einem unmanifestierten Zustand. Dampf, Wasser und Eis sind eins. So sind auch Saguna Brahman und Nirguna Brahman eins.

Akshara Brahman ist das unmanifestierte Absolute (Avyakta). Es ist mit den Sinnen nicht zu erfassen (Akaranagocharam). Es ist frei von jeglichen Upadhis, den begrenzenden Hüllen. Das, was für die Sinne sichtbar ist (Karanagocharam) wird als Vyakta, manifestiert, bezeichnet. Das unmanifestierte transzendentale Brahman ist jenseits von allen Begrenzungen. Es ist jenseits von Zeit, Raum und Ursache. Es ist immerwährend und unbenennbar. Es ist jenseits der Sprache und des Geistes (Avangmanogochara). Es kann nicht wirklich gezeigt werden (Anirdeshya). Es kann nicht benannt werden, da Es sich jenseits der Worte und Sprache befindet (Ashabdagocharam, Avachya).

Warum kann das absolute Akshara Brahman nicht definiert werden? Weil Es unmanifestiert ist. Es lässt sich nicht definieren über die vier Dharmas: Jati (Kasten wie z. B. die Brahmanen), Guna (Attribute wie blau, weiß etc.), Kriya (Handlung wie z. B. lesen, gehen etc.), Sambandha (Beziehungen wie zwischen Vater und Sohn). Man kann Es sich nicht vorstellen, da Es das Unmanifestierte (Avyakta Achintya) ist. Alles, was für die Sinne sichtbar ist, kann auch vom Geist überdacht werden. Das, was von den Organen der Erkenntnis (Jnana Indriyas) begriffen werden kann, kann auch vom Geist überdacht werden (Yat hi karnagocharam tat manasa api chintyam).

Verehrer von Saguna (mit Eigenschaften) und Nirguna Brahman (abstrakt, ohne Eigenschaften) erreichen dasselbe Ziel. Jedoch ist der letztere Weg sehr schwierig, weil der Aspirant von Beginn seiner spirituellen Praxis an jegliche Verhaftung an den Körper (Dehabhimana) aufgeben muss. Akshara, das Unvergängliche, ist für diejenigen sehr schwer zu erreichen, die ihrem Körper verhaftet sind. Auch ist es äußerst schwierig, den Geist auf das form- und attributlose Brahman zu fixieren. Kontemplation über das Akshara bzw. Nirguna Brahman verlangt einen sehr scharfen, einpünktigen und subtilen Intellekt.

DIE ŚRUTI (SCHRIFTENSAMMLUNG) SAGT:

yaḥ sa sarveṣu bhūteṣu gūḍhātmā na prakāśate
dṛśyate tvagryayā buddhyā sūkṣmayā sūkṣmadarśibhiḥ [BrP, 237.25]

„Dieser Atman ist in allen Wesen verborgen und scheint nicht hervor, jedoch wird er von subtilen Sehenden durch ihren subtilen Intellekt gesehen."

Wer Nirguna Brahman verwirklicht, erlangt immerwährende Glückseligkeit, die Selbstverwirklichung, die Befreiung, Kaivalya Moksha. Dem voran geht die Zerstörung von Avidya (der metaphysischen Unwissenheit) mitsamt ihren Auswirkungen. Wer Saguna Brahman verwirklicht, gelangt zum Brahma Loka (der Wohnstätte Brahmans) und genießt alle göttlichen Kräfte (Aishvarya). Dann erhält er von Hiranyagarbha (dem kosmischen Geist) die Einweihung in die Mysterien von Kaivalya (Gurupadesha) und ohne jegliche Anstrengung, ohne die Praxis von Shravana (über die höchste Weisheit hören), Manana (darüber nachdenken) und Niddidhyasana (darüber meditieren) erlangt er durch die Gnade Gottes Kaivalya Moksha, denselben Zustand, den die Vedantins (über ihre Erkenntnis des Absoluten) erreichen. Auch in Saguna Upasaka wird durch das Wissen um das Selbst (Tattva Jnana) Avidya mitsamt ihren Auswirkungen zerstört.

Möget ihr alle das Ziel des Lebens in dieser Geburt erreichen, entweder durch Pratika oder Ahangrahaka Upasana, je nach dem jeweiligen Temperament, den jeweiligen Samskaras, Vorlieben, Fähigkeiten, Veranlagungen oder Einstellungen.

PŪJĀ

Puja ist eine allgemeine Bezeichnung für das Ritual der Verehrung und es gibt zahllose Synonyme wie Archana, Vandana, Bhajana etc., wobei einige von ihnen die Betonung auf bestimmte Aspekte des Gesamtrituals bezeichnen. Das Objekt der Verehrung ist die Ishta Devata, die führende Gottheit oder die besondere Form der Gottheit, die der Bhakta verehrt, wie etwa Vishnu selbst oder seine Form als Rama oder Krishna im Falle von Vishnu-Anhängern (Vaishnavas), oder Shiva in seinen acht Formen von Shiva-Anhängern (Shaivas) und Devi, die verschiedenen Formen der Göttin, von den Shaktas. Für die äußerlich sichtbare Puja wird ein äußeres Objekt verwendet, z. B. in Form eines Abbildes (Pratima), einer Statue oder eines Symbols, wie etwa ein Shaligram für die Verehrung von Vishnu oder ein Lingam für die Verehrung von Shiva.

Die Materialien, die in der Puja als symbolische Verehrung von Gott benutzt werden, werden als Upachara bezeichnet.

Es sind sechzehn an der Zahl:

- Asana (Sitz für die Gottheit, in Form eines Murtis, bereiten)
- Svagata (die Gottheit willkommen heißen)
- Padya (Wasser zum Waschen der Füße des Murtis)
- Arghya (Wasseropfer in einem Gefäß)
- Achamana (Wasser zum Nippen)
- Madhuparka (Honig, [Kokos-]Ghee, [Reis-]Milch, Quark)
- Snanam (Wasser für das Baden der Murti)
- Vastra (Kleidung oder Gewänder)
- Bhushana (Schmuck)
- Gandha (Wohlgerüche, i. d. R. Sandelholzpaste)
- Pushpa (Blumenopfer)
- Dhupa (Räucherwerk)
- Dipa (Licht)
- Naivedya (Opferspeisen)
- Tambulam (Betelnüsse etc.)
- Vandana, Namaskara, Mantras (Lobpreisung, Verneigungen, Gebete)

MĀNASIKA PŪJĀ

Manasika Puja, innerliche, geistige Verehrung, ist sehr viel stärker als die äußere Puja mit Blumen etc. Eine kleine Geschichte aus dem *Mahabharata*:

Arjuna war einmal der Meinung, dass Bhīma keinerlei Verehrung ausführte. Er selbst war stolz auf seine äußerliche Verehrung von Śiva. Er opferte viele Belblätter. Bhīma jedoch opferte Śiva mental die Belblätter von allen Belbäumen (Bengalische Quitte) der ganzen Welt. Er praktizierte *mānasika pūjā* für Śiva. Den Dienern von Śiva gelang es nicht, all die Belblätter zu entfernen, die von Bhīma auf diese Weise Śiva dargeboten wurden.

Eines Tages sah Arjuna eine lange Schlange von Menschen, welche Körbe mit Belblättern trugen. Er dachte bei sich, diese Blätter müssten diejenigen sein, die er Śiva geopfert hatte und er fragte: „Freunde, von woher tragt ihr diese Blätter?"

Sie antworteten: „O Arjuna, diese Blätter wurden unserem Herrn Śiva von Bhīma in seiner *mānasika pūjā* dargebracht."

Arjuna wunderte sich und kam zu der Erkenntnis, dass *mānasika pūjā* sehr viel stärker sein müsse als die äußerliche *pūjā* und dass Bhīma letztlich der bessere *bhaktiyogī* von ihnen beiden war. Arjunas Stolz war gebrochen. Er wurde sehr bescheiden.

Manasika Puja kann von fortgeschrittenen Schülern ausgeführt werden. Anfänger sollten jedoch die äußere Verehrung mit Blumen, Sandelholzpaste, Räucherwerk etc. ausführen. Dadurch werden sie besser vorbereitet und sind konzentrierter, wenn sie später die geistige Puja ausführen. Setze mental Shri Shiva auf einen Thron, geschmückt mit Diamanten, Perlen, Smaragden etc. bereite einen Platz für die Murti vor. Trage in deiner Vorstellung auf ihrer Stirn und ihren Körper Sandelholzpaste auf. Bringe ihr geistig Arghya (Wasser), Madhuparka (Süßspeise), Blüten, Tücher und Malas etc. dar. Verbrenne Räucherwerk. Schwenke Licht und Kampfer. Bringe verschiedene Sorten von Früchten, Süßigkeiten und Maha Naivedyam dar. Bringe Gott die Früchte der ganzen Welt dar. Sei nicht geizig, auch nicht bei der Manasika Puja! Ein Mann hat einmal bei einer Manasika Puja lediglich eine fade Frucht und eine Handvoll Getreide dargebracht. Ein erbärmlich geiziger Mann! Selbst bei der Manasika Puja kann er nicht großzügig und freigiebig sein. In dieser Welt finden wir solche jämmerlichen Geizkragen im Überfluss!

- Am Ende der Puja wiederhole mental:

kāyena vācā manasendriyairvā
buddhyātmanā vā prakṛtisvabhāvāt
karomi yadyat sakalaṃ parasmai
nārāyaṇayeti samarpayāmi

Welche Handlung auch immer ich mit dem Körper, der Sprache, dem Geist, den Sinnen, dem Intellekt oder mit meiner eigenen Natur ausführe, ich bringe sie alle Śrī Nārāyaṇa, dem Höchsten, dar.

- Sage auch:

oṃ tat sat brahmārpaṇamastu

Dies wird dein Herz läutern und Makel der Erwartung von Belohnung beseitigen.

ANLEITUNG FÜR DIE PŪJĀ

Puja ist die rituelle Verehrung einer visuellen oder konkreten Darstellung von Gott, welche (oft in Form einer Murti) als ein ehrenvoller Gast behandelt wird. Gott wird mit symbolischen Gesten und Gaben willkommen geheißen, gebadet, in feine Gewänder gekleidet, mit Juwelen geschmückt und Blumen werden dargebracht, sowie Räucherwerk und Nahrung. Er wird mit Hymnen und Mantras geehrt. Die Verehrer versuchen, ihre innere Liebe für das Höchste zu äußern. Puja ist eine der verschiedenen Arten des Bhakti Yoga, die hingebungsvolle Annäherung an die mystische Vereinigung. Selbst Vedantins werden von Shri Shankara, dem größten unter den Nichtdualisten, angewiesen, diese Form der Verehrung auszuführen, um den Geist zu festigen und zu läutern. Krishna legt in der „Bhagavad-Gita" dar, dass die Verehrung der Devas (Engelswesen) und die Verehrung von einem Aspekt Gottes als sattwige Verehrung zu werten ist, als eine reine Form der Disziplin des Körpers.

VORBEREITUNGEN:

- Der Pujari beginnt, indem er sich zuerst badet und frische, saubere Kleidung anzieht. Man muss versuchen, sich in einen Zustand von mentaler und physischer Reinheit zu bringen, bevor man den Tempel betritt.

- Dann wird der Altar gereinigt und vorbereitet. Eine Öllampe wird angezündet, Räucherwerk wird verbrannt.

- Folgende Dinge sollten vorbereitet werden:

  - eine Schale mit [Reis-]milch für Abhisheka (das Übergießen der Murtis)
  - eine Wasserschale, evtl. mit Rosenwasser für Abhisheka
  - eine weitere separate Wasserschale mit Rosenwasser
  - ein Handtuch (um die Murtis nach dem Abhisheka abzutrocknen)
  - Schmuck, Mala-Perlen und/oder Gewänder für die Murtis
  - frische Blumen (für Archana)
  - ein Tablett mit Sandelholzpaste (Sandelholzpulver mit Wasser gemischt)
  - Kumkuma (rotes, heiliges Pulver) und heilige Asche
  - Schalen für Blumen, Blütenblätter und Reis für Archana
    (Je mehr Teilnehmer, desto mehr Schalen!)
  - Nahrung (Prasada), die mit einem sauberen Tuch bedeckt ist
  - Räucherwerk (welches später angezündet wird)

- eine Öllampe oder Kerze (welche später angezündet wird)
- Kampfer (für Arati)
- eine Glocke
- ein Tablett mit einem Loch, welches auf einer großen Schale liegt
- Statuen (Murtis) von Ganesha, Krishna, Shiva und Lakshmi (sie werden auf das Tablett gestellt)

Am Altar sollten Bilder von Krishna und den Meistern (Swami Sivananda, Swami Vishnu-devananda) stehen. Falls sie noch mit Kumkuma, Sandelholz etc. versehen sind, sollte dies vor der Puja entfernt werden. Schmuck, Mala-Perlen und Gewänder müssen ebenfalls entfernt werden, damit sie später dargebracht werden können. Stelle die Statuen von Ganesha, Krishna, Shiva und Lakshmi auf das Tablett. Platziere alle anderen Dinge in greifbarer Nähe des Altars.

Alles, was für die Puja benötigt wird, sollte als heilig betrachtet, als solches behandelt und allein für die Verehrung benutzt werden.

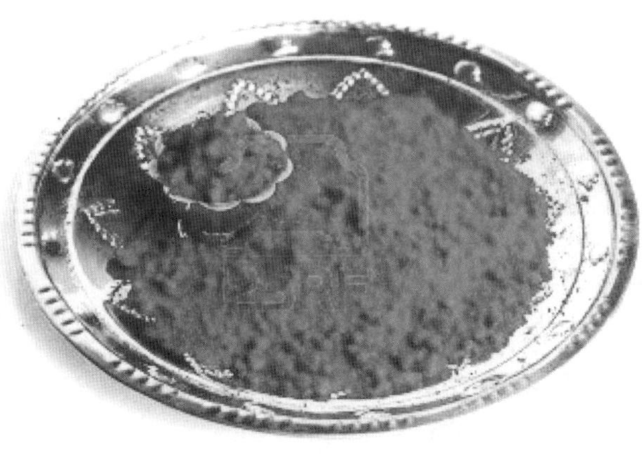

Große Yoga Vidya Puja

Text, Übersetzung und Erklärung

• Zu Beginn der Puja wiederholt man drei mal die heilige Silbe *oṃ*:

om om om

ĀCAMANA (REINIGUNGSRITUAL)

oṃ keśavāya namaḥ |

Verehrung dem Keśava (dem Herrn mit langem, lockigen Haar, der auch die Verkörperung der Trinität ist).

• Dann reinigt man sich selbst symbolisch, indem man drei Schluck Wasser nimmt (um alle drei Körper zu reinigen) und dabei – mit jedem Schluck Wasser – mental einen Mantra wiederholt.

om acyutāya namaḥ | (Wasser in die rechte Hand geben u. trinken)
om anantāya namaḥ | (Wasser in die rechte Hand geben u. trinken)
oṃ govindāya namaḥ | (Wasser in die rechte Hand geben u. trinken,
oṃ nārāyaṇāya namaḥ | dann über das Sahasrara Chakra streifen)

Verneigung dem Achyuta (dem Unsichtbaren); Verneigung dem Ananta (dem Ewigen); Verneigung dem Govinda (dem göttlichen Beschützer der Kühe bzw. der Mutter Erde); Verneigung dem Nārāyaṇa (demjenigen, der in allen Wesen ist).

TILAKA (AUFTRAGEN DER DREI HEILIGEN PULVER)

Sandelholzpaste, Kumkuma und heilige Asche werden auf die Stirn aufgetragen werden (Tilaka). Während man dies tut, wiederholt man den Mantra:

oṃ tatpuruṣāya vidmahe
mahā-devāya dhīmahi
tanno rudraḥ pracodayāt
gandha-dvārāṃ durādharṣāṃ ' nitya-puṣṭāṃ karīṣiṇīm |

īśvarīṃ sarva-bhūtānāṃ ' tām ihopahvaye śriyam ॥
gandhān dhārayāmi

om aiṃ tripurā-devyai ca vidmahe
klīṃ kāmeśvaryai ca dhīmahi

• Nach Achamana und Tilaka folgt das Darbringen von Blumen. Es wird mit drei mal *oṃ* eingeleitet:

om om om

• Während die Glocke geläutet wird, singt man, wobei mit jedem *namaḥ* eine Blume dargebracht wird:

oṃ gaṃ gaṇa-pataye namaḥ (Blume)

Verneigung dem Gaṇeśa, dem Beseitiger von Hindernissen.

oṃ śara-vaṇa-bhavāya namaḥ (Blume)

Verneigung dem Śaravaṇabhava, dem Heerführer der devatās.

om aiṃ sarasvatyai namaḥ (Blume)

Verneigung der Mutter Sarasvatī, der Göttin der Musik und der Weisheit.

oṃ guṃ gurubhyo namaḥ (Blume)

Verneigung dem guru bzw. spirituellen Lehrer.

oṃ namo bhagavate śivānandāya
oṃ namo bhagavate viṣṇu-devānandāya
om ādi-śaktyai namaḥ

• Nun wird Ganesha, der Herr des Erfolgs und der Beseitiger der Hindernisse auf dem Weg, mit seinen Namen verehrt und angerufen. Dabei wird die Glocke fortwährend geläutet, bis man dies beendet hat.

om

sumukhaś caika-dantaś ca ' kapilo gaja-karṇakaḥ I
lambodaraś ca vikaṭo vighnarājo gaṇādhipaḥ I (Glocke)
dhūmra-ketur gaṇādhyakṣo bhāla-candro gajānanaḥ I
dvādaśaitāni nāmāni yaḥ paṭhec chṛṇuyād api I
sarva-kārya-samārambhe ' vighnas tasya na jāyate I

(Blumen darbringen)

- Wiederhole:

om

śuklāmbara-dharaṁ viṣṇuṃ ' śaśi-varṇaṃ catur-bhujam I
prasanna-vadanaṃ dhyāyēt ' sarva-vighnopaśāntayē II
bhālachandra gajānana

(Blumen darbringen)

- Mit den folgenden Lobgesängen wird der Guru verehrt. Während dieser Lobgesänge werden die Hände gefaltet, bis zum Schluss Blumen dargebracht werden.

brahmānandaṃ parama-sukha-daṃ kevalaṃ jñāna-mūrtim
dvandvātītaṃ gagana-sadṛśaṃ tat-tvam-asy-ādi-lakṣyam I
ekaṃ nityaṃ vimalam acalaṃ sarva-dhī-sākṣi-bhūtam
bhāvātītaṃ tri-guṇa-rahitaṃ sad-guruṃ taṃ namāmi II 1 II

1. Ich verneige mich vor dem sadguru, dem brahman, der Glückseligkeit ist, dem Geber der höchsten Glückseligkeit, der das Absolute ist, der die Form des Wissens ist, der sich jenseits der Gegensatzpaare befindet, der so weit wie Äther ist, der mittels Erklärungen wie „tattvamasi" erreichbar ist, der das Eine, das Ewige, das Unveränderliche ist, der der Zeuge der Zustände des Geistes ist, der Veränderung transzendiert, der ohne die drei Erscheinungsformen (der Natur – prakṛti) ist.

caitanyaṃ śāśvataṃ śāntaṃ ' nirākāraṃ nirañjanam I
nāda-bindu-kalātītaṃ ' tasmai śrī-gurave namaḥ II 2 II

2. Verneigung vor dem śriguru, der das Bewusstsein ist, der ewig, der friedvoll, der jenseits von Äther, der makellos ist und sich jenseits von naḍa, bindu und kalā befindet.

gurur brahmā gurur viṣṇur ' gurur devo maheśvaraḥ ।
guruḥ sākṣāt paraṃ brahma ' tasmai śrī-gurave namaḥ ॥ 3 ॥

3. Verneigung vor dem śriguru, der die Götter Brahmā, Viṣṇu und Maheśvara (Śiva) ist und der wirklich das höchste Absolute ist.

ajñāna-timirāndhasya ' jñānāñjana-śalākayā ।
cakṣur unmīlitaṃ yena ' tasmai śrī-gurave namaḥ ॥ 4 ॥

4. Verneigung vor dem śriguru, der durch die „Augensalbe des Wissens" das Auge desjenigen öffnet, der durch die Dunkelheit der Unwissenheit erblindet ist.

dhyāna-mūlaṃ guror mūrtiḥ ' pūjā-mūlaṃ guror padam ।
mantra-mūlaṃ guror vākyam ' mokṣa-mūlaṃ guroḥ kṛpā ॥ 5 ॥

5. Die Form des guru ist die Wurzel der Meditation. Die Füße des guru sind die Wurzeln der Verehrung. Die Lehren des guru sind die Wurzeln aller mantras. Die Gnade des guru ist die Wurzel der Befreiung.

oṃ
namaḥ śivāya gurave ' sac-cid-ānanda-mūrtaye
niṣ-prapañcāya śāntāya ' (śrī) śivānandāya te namaḥ ॥ 6 ॥
(śrī viṣṇu-devānandāya te namaḥ ॥ 7 ॥**)**

(Blumen darbringen)

śrī viṣṇu-devānandāya te namaḥ ॥ 7 ॥

(Blumen darbringen)

6-7. oṃ. Verneigung vor dem guru, der Śiva (Glückseligkeit und Erfolg) ist, der die Verkörperung von Sein-Wissen-Glückseligkeit ist, der frei von weltlichem Bewusstsein ist, der friedvoll ist. Śri Śivānanda, wir verneigen uns vor dir. Śri Viṣṇu-devānand(a), wir verneigen uns vor dir.

mātā ca pārvatī devī ' pitā devo maheśvaraḥ ।
bāndhavāḥ śiva-bhaktāś ca ' sva-deśo bhuvana-trayam ॥ 8 ॥
namaḥ pārvatī-pataye ' hara hara mahā-dev(a) ॥ 9 ॥**)**

om
sarva-maṅgala-māṅgalye ' śive sarvārtha-sādhike ı
śaraṇye tryambake gauri ' nārāyaṇi namo'stu te ıı 10 ıı
[nārāyaṇi namo'stu te]

(Blumen darbringen)

8. om. Gruß an die dreiäugige Gottheit Gaurī, die Gemahlin von Śiva, die uns segnet, indem sie uns all unsere Wünsche erfüllt. Wir grüßen die Göttin Nārāyaṇī, die uns den höchsten Segen schenkt.

• Bei besonderen Anlässen an dieser Stelle einen entsprechenden Mantra einfügen.

• Stille – Sankalpa.

• Die Glocke wird nun wieder geläutet, während die Namen von Ganesha gesungen werden:

om
gaṇānāṃ tvā gaṇapatiṃ havāmahe
kaviṃ kavīnām upamaśravastamam ı
jyeṣṭharājaṃ brahmaṇāṃ brahmaṇaspata
ā naḥ śṛṇvann ūtibhiḥ sīdasādanam ıı
oṃ śrī mahā-gaṇapataye namaḥ ıı (Blumen darbringen)

om. O Gaṇeśa, du bist von der Trinität zum Obersten aller gaṇas [göttlichen Wesen] ernannt: Engeln, Erzengeln, Halbgötter und der führenden Gottheiten aller Planeten. Alle Heiligen und Poeten meditieren über Dich und bitten um Vervollkommnung darin, deine Herrlichkeit auszudrücken oder von ihr zu schreiben. Du wirst als der Erste erachtet, der angebetet, verehrt und gegrüßt wird. Dein Segen bringt die Früchte aller sādhana-s [spirituellen Praktiken der Suchenden] von brahman. O Gaṇeśa, beseitige die Hindernisse vor uns und segne uns mit deiner Gegenwart bei dieser pūjā. Wir rufen dich an und wir verehren dich.

(Anm.: Diese Strophe scheint eine freie Übersetzung aus dem Originaltext zu sein.)

ABHIṢEKA (DAS RITUELLE BADEN DER GOTTHEITEN)

• Nachdem die verschiedenen Anrufungen beendet sind, beginnt der Pujari mit Abhisheka, dem rituellen Baden der Gottheiten. Die Statuen werden langsam mit Wasser, Milch, Honig etc. gebadet, während verschiedene Suktas (Lobgesänge der Veden) je nach Situation gesungen werden.

Puruṣa-sūkta

ŚRĪ-VIṢṆU

om
sahasra-śīrṣā puruṣaḥ ' sahasrākṣaḥ sahasra-pāt I
sa bhūmiṃ viśvato vṛtvā ' atyatiṣṭhad daśāṅgulam II 1 II

1. om. Das höchste Wesen hat tausend Köpfe, tausend Augen, tausend Füße, durchdringt das gesamte Universum, Er transzendiert alles.*

puruṣa evedaṃ sarvaṃ ' yad bhūtaṃ yac ca bhavyam I
utāmṛtatvasyeśānaḥ ' yad annenātirohati II 2 II

2. All dies ist das höchste Wesen – das, was war, das, was sein wird. Er ist der Herr der Unsterblichkeit. Wenn Er verkörpert ist, sieht es so aus, als ob Er aufgrund von Nahrung wächst [während Er die Essenz ist].

etāvān asya mahimā ato jyāyāṃś ca purūṣaḥ I
pādo 'sya viśvā bhūtāni ' tripād asyāmṛtaṃ divi II 3 II

3. Die Herrlichkeit des höchsten Wesens ist im Universum manifestiert, welches Seine Schöpfung ist. Er ist unendlich viel größer als das Universum. Dieses ganze Universum mit all seinen belebten und unbelebten Objekten ist lediglich ein Viertel dieses höchsten Wesens. Drei Viertel Seiner Kraft und Manifestation strahlt darüber hinaus in den transzendentalen Sphären, welche unzerstörbar sind.

tripād ūrdhva udait puruṣaḥ ' pādo 'syehābhavat punaḥ I
tato viṣvaṅ vyakrāmat ' sāśanānaśane abhi II 4 II

4. Der unsichtbare, dreifaltige Glanz Seiner kosmischen Wirklichkeit befindet sich in den Sphären des Lichts. Lediglich ein Viertel Seines Glanzes erscheint und verschwindet hier. In diesem manifestierten Viertel Seiner Kraft durchdringt dieses höchste Wesen auch alle lebenden Tiere und alle träge Materie in all ihren verschiedenen Namen und Formen.

---

* Die Zahl „Tausend“ steht hier für „unendlich“.

tasmād virāḍ ajāyata ' virājo adhi pūruṣaḥ ।
sa jāto atyaricyata ' paścād bhūmim atho puraḥ ॥ 5 ॥

5. Das Universum der verschiedenen Formen geht aus diesem höchsten Wesen hervor. Indem Er diesen Kosmos als Seinen Körper aufrechterhält, manifestiert sich das höchste Wesen. Er erschuf die Himmelswesen, Tiere, Menschen und die Erde durch Seine eigene Kraft, obwohl Er dabei immer transzendental blieb.

yat puruṣeṇa haviṣā ' devā yajñam atanvata ।
vasanto asyāsīd ājyaṃ ' grīṣma idhmaś śaraddhaviḥ ॥ 6 ॥

6. Um diese kosmische Wahrheit günstig zu stimmen, führten die Himmelswesen später dann ein symbolisches, mentales Feueropfer durch. Durch dieses Feueropfer wurde der Frühling zur Opfergabe, der Sommer wurde das heilige Gras und die Regenzeit wurde zum Hauptopfer.

saptāsyāsan paridhayaḥ ' triḥ sapta samidhaḥ kṛtāḥ ।
devā yad yajñaṃ tanvānāḥ ' abadhnan puruṣaṃ paśum ॥ 7 ॥

7. Für dieses Opfer bilden sieben Meter die Grenzen. Einundzwanzig Prinzipien sind die Opfergaben. Für diesen Opferpfeiler banden die Götter zu ihrer Befreiung die kosmische Wahrheit mit einer Kette von Mantras.

taṃ yajñaṃ barhiṣi praukṣan ' puruṣaṃ jātam agrataḥ ।
tena devā ayajanta ' sādhyā ṛṣayaś ca ye ॥ 8 ॥

8. Sie errichteten das kosmische Wesen auf dem heiligen Gras und riefen Ihn dort an, Ihn, der vor der Schöpfung war und der das Objekt des großen Feueropfers war. Damit führten die Himmelswesen und die vervollkommneten Wesen zusammen das mentale Feueropfer aus, die große Meditation auf Ihn als das Hauptopfer.

tasmād yajñāt sarva-hutaḥ ' saṃbhṛtaṃ pṛṣad-ājyam ।
paśūṃs tāṃś cakre vāyavyān ' āraṇyān grāmyāṃś ca ye ॥ 9 ॥

9. Daraufhin manifestierte sich Quark, der das Ghee [geschmolzene Butter] enthält, am Altar des Feueropfers, in welchem das kosmische Wesen das höchste Opfer war. Später wurden Vögel, die fliegen, die Tiere des Waldes und Tiere, die sich in Dörfern bewegen, erschaffen.

tasmād yajñād sarva-hutaḥ ' ṛcaḥ sāmāni jajñire ।
chandāṃsi jajñire tasmāt ' yajus tasmād ajāyata ॥ 10 ॥

10. Alle mantras, die bekannt sind in Form von „Ṛc" [bzw. „Ṛg"], „Yajus", „Sāmas" und „Gāyatrī" manifestierten sich aus dem Altar, in welchem das Selbst aller Selbste das Hauptopfer war.

tasmād aśvā ajāyanta ' ye ke cobhayā-dataḥ ।
gāvo ha jajñire tasmāt ' tasmāj jātā ajāvayaḥ ॥ 11 ॥

11. Pferde, Tiere mit zweireihigen Zähnen, Kühe, Ziegen, Schafe und ähnliche Tiere wurden aus diesem kosmischen Opfer geboren.

yat puruṣaṃ vyadadhuḥ ' katidhā vyakalpayan ।
mukhaṃ kim asya kau bāhū ' kāv ūrū pādāv ucyete ॥ 12 ॥

12. In wieviele Teile teilten sie dieses kosmische Wesen, als sie sich entschlossen hatten, Ihn als das Opfer zu erwählen? Welches ist Sein Gesicht? Welches sind Seine Arme? Seine Beine und Füße?

brāhmaṇo 'sya mukham āsīt ' bāhū rājanyaḥ kṛtaḥ ।
ūrū tad asya yad vaiśyaḥ ' padbhyāṃ śūdro ajāyata ॥ 13 ॥

13. Die Priester manifestierten sich aus dem Mund, die Krieger aus den Armen, die Kaufleute aus den Beinen und die Diener aus den Füßen des kosmischen Wesens.

candramā manaso jātaḥ ' cakṣoḥ sūryo ajāyata ।
mukhād indraś cāgniś ca ' prāṇād vāyur ajāyata ॥ 14 ॥

14. Der Mond manifestierte sich aus Seinem Geist, die Sonne aus Seinen Augen, der Herr der ersten Himmel und der Herr des Feuers aus Seinem Mund und der kosmische Wind aus Seinem Atem.

nābhyā āsīd antarikṣaṃ ' śīrṣṇo dyauḥ samavartata ।
padbhyāṃ bhūmir diśaḥ śrotrāt ' tathā lokān akalpayan ॥ 15 ॥

15. Die Atmosphäre manifestierte sich aus Seinem Nabel, die Sphäre des Lichts aus Seinem Kopf, die Erde aus Seinen Füßen und die Himmelsrichtungen aus Seinen Ohren. Damit erschufen die Himmelwesen alle Sphären aus Seinem kosmischen Körper.

vedāham etaṃ puruṣaṃ mahāntam '
āditya-varṇaṃ tamasas tu pāre I
sarvāṇi rūpāṇi vicitya dhīraḥ '
nāmāni kṛtvābhivadan yad āste II 16 II

dhātā purastād yam udājahāra '
śakraḥ pravidvān pradiśaś catasraḥ I
tam evaṃ vidvān amṛta iha bhavati '
nānyaḥ panthā ayanāya vidyate II 17 II

yajñena yajñam ayajanta devāḥ '
tāni dharmāṇi prathamāny āsan I
te ha nākaṃ mahimānaḥ sacante '
yatra pūrve sādhyāḥ santi devāḥ II 18 II

***

adbhyaḥ sambhūtaḥ pṛthivyai rasāc ca '
viśva-karmaṇaḥ samavartatādhi I
tasya tvaṣṭā vidadhad rūpam eti '
tat puruṣasya viśvam ājānam agre II 19 II

vedāham etaṃ puruṣaṃ mahāntam '
āditya-varṇaṃ tamasaḥ parastāt I
tam evaṃ vidvān amṛta iha bhavati '
nānyaḥ panthā vidyate 'yanāya II 20 II

prajā-patiś carati garbhe antaḥ '
ajāyamāno bahudhā vijāyate I
tasya dhīrāḥ parijānanti yonim '
marīcīnāṃ padam icchanti vedhasaḥ II 21 II

yo devebhya ātapati ' yo devānāṃ purohitaḥ I
pūrvo yo devebhyo jātaḥ ' namo rucāya brāhmaye II 22 II

rucaṃ brāhmaṃ janayantaḥ ' devā agre tad abruvan |
yas tvaivaṃ brāhmaṇo vidyāt ' tasya devā asan vaśe || 23 ||

hrīś ca te lakṣmīś ca patnyau ' ahorātre pārśve '
nakṣatrāṇi rūpam ' aśvinau vyāttam '
iṣṭaṃ maniṣāṇa ' amuṃ maniṣāṇa ' sarvaṃ maniṣāṇa || 24 ||

***

Nārāyaṇa-sūkta

ŚRĪ-VIṢṆU

om
sahasra-śīr(a)ṣaṃ devaṃ ' viśvākṣaṃ viśva-śam-bhuvam |
viśvaṃ nārāyaṇaṃ devam ' akṣaraṃ paramaṃ padam || 1 ||

1. om. Wir meditieren über Nārāyaṇa, der das unendliche Bewusstsein ist, der universelle Zeuge, die Quelle allen Segens des Universums, das kosmische Selbst, aus sich selbst heraus strahlend, unzerstörbar und der höchste Wohnort des Friedens.

viśvataḥ paramān nityaṃ ' viśvaṃ nārāyaṇaṃ harim |
viśvam evedaṃ puruṣas ' tad viśvam upajīvati || 2 ||

2. Wir meditieren über Nārāyaṇa, der sich jenseits des Universums befindet. Er ist die ewige, alles durchdringende Wahrheit und der Vergeber von allen Fehlern. Er ist in Wahrheit das gesamte Universum. Er ist auch die Stütze des gesamten Kosmos.

patiṃ viśvasyātmeśvaraṃ ' śāśvataṃ śivam acyutam |
nārāyaṇaṃ mahā-jñeyam ' viśvātmānaṃ parāyaṇam || 3 ||

3. Wir meditieren über Nārāyaṇa, der der Herr des Universums ist, der Herr aller Seelen, ewiger Wohnort des Segens, unsichtbar, das höchste Ziel, nach dem gesucht werden soll, die universelle Seele und der höchste Wohnort der Ruhe.

nārāyaṇa paro jyotir ' ātmā nārāyaṇaḥ paraḥ ।
nārāyaṇa paraṃ brahma-tattvaṃ nārāyaṇaḥ paraḥ ।
nārāyaṇa paro dhyātā ' dhyānaṃ nārāyaṇaḥ paraḥ ॥ 4 ॥

4. Nārāyaṇa ist das höchste Licht. Nārāyaṇa ist die transzendentale Wahrheit. Nārāyaṇa ist das kosmische Selbst. Nārāyaṇa ist das höchste Ziel, über das meditiert werden soll; ja Nārāyaṇa selbst ist die große Meditation.

yac ca kiñcij jagat sarvaṃ ' dṛśyate śrūyate' pi vā ।
antar bahiś ca tat sarvaṃ ' vyāpya nārāyaṇaḥ sthitaḥ ॥ 5 ॥

5. Was auch immer gesehen oder gehört wird, Nārāyaṇa durchdringt alles und umgibt alles.

anantam avyayaṃ kaviṃ ' samudre'ntaṃ viśva-śambhuvam ।
padma-kośa-pratīkāśaṃ ' hṛdayaṃ cāpy adho-mukhaṃ ॥ 6 ॥

6. Wie eine Lotosblumenknospe zeigt unser Herz mit dem Gesicht nach unten. Wir meditieren über Nārāyaṇa in unserem Herzen. Er ist unendlich, unverwundbar, allwissend, das Leben allen Lebens, die Ursache des universellen Segens.*

adho niṣṭyā vitastyānte ' nābhyām upari tiṣṭhati ।
jvāla-mālākulaṃ bhātī ' viśvasyāyatanaṃ mahat ॥ 7 ॥

7. Unterhalb der Halswurzel und rund dreißig Zentimeter oberhalb des Nabels befindet sich unser mystisches Herz. Nārāyaṇa leuchtet dort, umgeben von einer Flammengirlande.

santataṃ śilābhis tu ' lambaty ā-kośa-sannibham ।
tasyānte suṣiraṃ sūkṣmaṃ tasmint sarvaṃ pratiṣṭhitam ॥ 8 ॥

8. Der Herzlotos sitzt dort, als ob er von tausenden von nāḍīs umgeben wäre. Der subtilste der Wirbelkanäle [suṣumṇā] befindet sich in unmittelbarer Nähe. In diesem Hauptenergiekanal ist alles [Leben].

tasya madhye mahān agnir ' viśvārcir viśvato-mukhaḥ ।
so' gra-bhug vibhajan tiṣṭhann ' āhāram ajaraḥ kaviḥ ।
tiryag ūrdhvam adhaś-śāyī ' raśmayas tasya santatā ॥ 9 ॥

* Während der Meditation zeigen alle Lotos oder Chakras aufblühend nach oben.

9. Am Nabelzentrum [i. d. Mitte der suṣumṇā nāḍī] befindet sich ein strahlendes, alles durchdringendes kosmisches Feuer. Dieses Feuer verdaut alle Nahrungsmittel und ernährt den Körper, indem die Energie in alle Körperteile verteilt wird. Dieses Feuer ist Weisheit und unerschöpflich. Seine Strahlen breiten sich über den ganzen Körper aus.

santāpayati svaṃ deham ' āpāda-tala-mastakaḥ ।
tasya madhye vahni-śikhā ' aṇīyordhvā vyavasthitaḥ ॥ 10 ॥

10. Dieses kosmische Feuer hält den gesamten Körper durch die Prinzipien des Lebens warm. In der Mitte dieses kosmischen Feuers befindet sich die subtilste Flamme, die nach oben zeigt.

nīla-toyada-madhya-sthād-vidyul-lekheva bhāsvarā ।
nīvāra-śūkavat tanvī ' pītā bhāsvaty aṇūpamā ॥ 11 ॥

11. Diese Flamme strahlt wie eine elektrische silberne Linie, durch deren Mitte ein wolkenartig dunkelblauer Strom fließt. Sie [die Flamme] ist feinstofflich, gelblich und winzig wie ein Atom.

tasyāḥ śikhāyā madhye ' paramātmā vyavasthitaḥ ।
sa brahmā sa śivaḥ sa hariḥ sendraḥ '
so' kṣaraḥ paramaḥ svarāṭ ॥ 12 ॥

12. In der Mitte dieser kosmischen Flamme befindet sich unser Nārāyaṇa [hier: göttlicher Funke]. Wirklich, Er ist brahman. Er ist Śiva. Er ist Indra. Er ist unzerstörbar. Er ist jenseits dieses Universums und das höchste Allmächtige.

ṛtaṃ satyaṃ paraṃ brahma ' puruṣaṃ kṛṣṇa-piṅgalam ।
ūrdhva-retaṃ virūpākṣaṃ ' viśva-rūpāya vai namo namaḥ ॥ 13 ॥

nārāyaṇāya vidmahe ' vāsudevāya dhīmahi ।
tanno viṣṇuḥ pracodayāt ॥ 14 ॥

14. Mögen wir Nārāyaṇa verwirklichen, den himmlischen Vater. Lass uns auf Seinen Aspekt von Vāsudeva [dem Licht aller Geschöpfe] meditieren. Möge uns Viṣṇu erleuchten.

viṣṇor nu kaṃ vīryāṇi pra vocaṃ
yaḥ pārthivāni vimame rajāṃsi ।
yo askabhāyad uttaraṃ sadhasthaṃ
vicakramāṇas tredhoru-gāyaḥ ॥ 15 ॥

viṣṇo rarāṭam asi, viṣṇoḥ pṛṣṭham asi,
viṣṇoḥ śnyaptre stho, viṣṇos syūr asi,
viṣṇor dhruvam asi, vaiṣṇavam asi viṣṇave tvā ॥ 16 ॥

oṃ śāntiḥ śāntiḥ śāntiḥ ॥

***

Śiva-mantraḥ

MAHĀ-MṚTYUÑJAYA-MANTRAḤ

- Wenn Shiva mit (Reis-)Milch und Wasser gebadet wird, wird der Maha Mrityunjaya Mantra neunmal wiederholt.

tryambakaṃ yajāmahe ' sugandhiṃ puṣṭi-vardhanam ।
urvārukam iva bandhanān ' mṛtyor mukṣīya māmṛtāt ॥

Wir verehren den dreiäugigen Einen [Śiva], der wohlriechend ist und der alle Wesen ernährt. Möge Er uns vom Tod befreien um der Unsterblichkeit willen, so wie die Gurke von ihrer Knechtschaft [an die Kletterpflanze] befreit wird.

Śrī-sūkta

LAKṢMĪDEVĪ

om
hiraṇya-varṇāṃ hariṇīṃ ' suvarṇa-rajata-srajām I
candrāṃ hiraṇ-mayīṃ lakṣmīṃ ' jātavedo ma ā vaha II 1 II

1. O allwissender Feuergott, sei gnädig und stimme Mahālakṣmī [die Göttin des Wohlstands] günstig, diejenige, deren Körper von goldener Farbe ist; diejenige, die mit goldenen und silbernen Girlanden geschmückt ist; diejenige, deren sāṛī [indische Frauenkleidung] gelb ist und deren Gesicht wie der Vollmond ist und deren Augen die Menschheit mit milder Gnade segnen. O Jātaveda [Feuergott], sei gnädig und berichte Ihr von unseren demütigen Bitten.

tāṃ ma ā vaha jātavedo ' lakṣmīm anapagāminīṃ I
yasyāṃ hiraṇyaṃ vindeyaṃ ' gām aśvaṃ puruṣān aham II 2 II

2. O großer Feuergott, mit dem Segen von Mahālakṣmī werden jegliche Art von Wohlstand und Besitz zu mir kommen: Familie, Kinder, Pferde, Nutztiere und Gold. Mit der Ankunft der Göttin Lakṣmī in meinem Haus wird der Wohlstand unvergänglich sein. Gesundheit, Freunde, Wissen, immerwährender Frieden und die letztendliche Befreiung – all diese Arten von Wohlstand werden mein sein mit der Ankunft Lakṣmī-s, der universellen Mutter, in meinem Haus.

aśva-pūrvāṃ ratha-madhyāṃ ' hasti-nāda-prabodhinīm I
śriyaṃ devīm upahvaye ' śrīr mā devī juṣatām II 3 II

3. Diese Göttin, in deren Prozession sich die himmlischen Pferde und die göttlichen Wagen befinden, und die Elefanten, die den Klang „oṃ" trompeten, welcher dieser Göttin gefällt, Sie ist Gajalakṣmī oder Lakṣmī, die von den Elefanten verehrt wird. O Agni, ich rufe diese Kraft, die Gemahlin von Viṣṇu an. Möge ich Ihren Segen erhalten.

kāṃso 'smi tāṃ hiraṇya-prākārām '
ārdrāṃ jvalantīṃ tṛptāṃ tarpayantīm I
padme sthitāṃ padma-varṇāṃ ' tām ihopa hvaye śriyam II 4 II

4. Diejenige, die auf dem erblühten tausendblättrigen Lotos sitzt; diejenige, deren Körper die Farbe des Lotos hat; möge diese große Göttin, die mitfühlende, strahlende, immer lächelnde, die alle Wünsche Ihrer Verehrer erfüllt, möge Sie meine Gebete hören. Ich rufe diese Mutter von goldener Farbe [Mahālakṣmī] an.

candrāṃ prabhāsāṃ yaśasā jvalantīṃ '
śriyaṃ lloke deva-juṣṭām udārām ।
tāṃ padminīm īṃ śaraṇam ahaṃ prapadye
[a]lakṣmīr me naśyatāṃ tvāṃ vṛṇe ॥ 5 ॥

5. Ich rufe Mahālakṣmī an, die wie der Vollmond und wie der Blitz strahlt. Ihr Ruhm ist alldurchdringend. Die Bewohner des Himmels verehren Sie konstant. Sie ist prächtig. Ihre wohlwollenden Hände sind wie Lotosblumen. Ich nehme Zuflucht bei Ihren Lotosfüßen. Lass Sie meine Armut für immer beenden. O Mutter Lakṣmī, ich nehme Zuflucht zu Deinen Lotosfüßen.

āditya-varṇe tapaso 'dhi jāto '
vanas-patis tava vṛkṣo 'tha bilvaḥ ।
tasya phalāni tapasā nudantu '
māyāntarā yāś ca bāhyā alakṣmīḥ ॥ 6 ॥

6. O universelle Mutter, die Du wie die Sonne scheinst, es ist durch Deine Buße, dass die heiligen Bäume Bilva und Tulasī geboren wurden. Sie symbolisieren den Baum des Lebens. Die Früchte dieses Baumes des Lebens beseitigen sowohl unsere äußere als auch unsere innere Armut. Mit anderen Worten, segne uns mit innerem Licht und äußerer Unabhängigkeit und Fülle.

upaitu māṃ deva-sakhaḥ ' kīrtiś ca maṇinā saha ।
prādur-bhūto 'smi rāṣṭre 'smiṃ ' kīrtim ṛddhiṃ dadātu me ॥ 7 ॥

7. O große Devī, führe uns mit Deinem Segen zu Kubera, dem Hüter der Götter; zu seinem Freund, Maṇibhadra, dem Schutzherrn des Wohlstandes; und zu Kīrti, der Göttin des Ruhmes, welche die Tochter von Dakṣaprajāpati ist.

kṣut-pipāsā-malāṃ jyeṣṭhām ' alakṣmīṃ nāśayāmy aham ।
abhūtim asamṛddhiṃ ca ' sarvān nirnuda me gṛhāt ॥ 8 ॥

8. Die Göttin des Hungers und Durstes, diejenige, die bis auf das Skelett abgema-

gert ist; ich wünsche mir den Tod dieser Göttin der Armut. O Mahālakṣmī, mögest Du gnädig jegliche Angst vor Armut und Missgunst aus meinem Haus vertreiben. Mit anderen Worten, segne mich immerfort mit Fülle und Freude.

gandha-dvārāṃ durādharṣāṃ ' nitya-puṣṭāṃ karīṣiṇīm |
īśvarīṃ sarva-bhūtānāṃ ' tām ihopahvaye śriyam || 9 ||

9. Ich rufe die höchste Göttin Lakṣmī an, damit Sie für immer in meinem Heim wohnt. Sie ist die höchste Schutzkraft und die Göttin aller Universen und kosmischen Elemente. Sie ist die Mutter Erde, die große Zufriedenheit schenkt. Ihr Segen bringt uns den Wohlgeruch der Sandelholzpaste. Möge diese Īśvarī für immer in mir präsent sein.

manasaḥ kāmam ākūtiṃ ' vācaḥ satyam aśīmahi |
paśūnāṃ rūpam annasya ' mayi śrīḥ śrayatāṃ yaśaḥ || 10 ||

10. Möge Lakṣmī all meine Wünsche erfüllen. Möge ich Vervollkommnung erlangen. Mögen meine Worte Wahrheit werden. Möge ich mit Vieh, Wohlstand, Nahrung, Milch und Honig beschenkt werden, um dies mit allen zu teilen. Möge diese ehrenwerte Göttin in Form von unsterblichem Ruhm in mein Heim kommen.

kardamena prajā bhūtā ' mayi sambhava kardama |
śriyaṃ vāsaya me kule ' mātaraṃ padma-mālinīm || 11 ||

11. Wir sind die Nachkommen unseres Vorfahrens, des weisen Kardama, der einer der Söhne der Göttin Lakṣmī ist. Wir rufen diesen weisen Kardama an, um in seiner Familie die universelle Mutter [Mahālakṣmī] aufzunehmen, die mit Girlanden aus Lotosblumen geschmückt ist. So sei es.

āpaḥ sṛjantu snigdhāni ' ciklīta vasa me gṛhe |
ni ca devīṃ mātaraṃ ' śriyaṃ vāsaya me kule || 12 ||

12. Wir rufen einen weiteren Sohn von Lakṣmī namens Ciklīta an. Möge er in unserem Heim wohnen und möge seine Mutter, Mahālakṣmī, in unserer Familie wohnen.

ārdrāṃ puṣkariṇīṃ puṣṭiṃ ' piṅgalāṃ padma-mālinīm |
candrāṃ hiraṇ-mayīṃ lakṣmīṃ ' jātavedo ma ā vaha || 13 ||

13. O Feuergott, mögest du Mahālakṣmī günstig stimmen, die Vernichterin aller Dämonen, die jedoch barmherzig mit Ihren Anhängern ist, der Aufenthaltsort der Gunst, die vollständigen Schutz gewährt, außerordentlich schön ist, mit wertvollen Gewändern geschmückt ist, die wie tausend Sonnen scheint; möge diese Hiraṇmayī, die goldenfarbige Göttin, an uns Gefallen finden.

ārdrāṃ yaḥ-kariṇīṃ yaṣṭiṃ ' suvarṇāṃ hema-mālinīm I
sūryāṃ hiraṇ-mayīṃ lakṣmīṃ ' jātavedo ma ā vaha II 14 II

14. O Feuergott, ich bete noch einmal zu Dir, um die Gegenwart von Lakṣmīdevī anzurufen. Die Mutter, die barmherzig ist und die mit Ihrer Lotosblumenhand segnet, möge diese gelbgewandete, mit Lotosblumen geschmückte, mondgesichtige Göttin den auserlesenen Kelch des Segens über uns ergießen.

tāṃ ma ā vaha jātavedo ' lakṣmīm an-apa-gāminīm I
yasyāṃ hiraṇyaṃ prabhūtaṃ '
gāvo dāsyo 'śvān vindeyaṃ puruṣān aham II 15 II

15. O Feuergott, bitte bete zu Lakṣmī, auf dass wir mit unerschöpflichem Reichtum gesegnet werden. Möge dieser Wohlstand die größte Freude und Frieden mit sich bringen, mit allem materiellen Komfort, Kühen, Dienern, Pferden, Familie und guten Kindern und dem Höchsten von allem – Befreiung.

yaḥ śuciḥ prayato bhūtvā ' juhuyād ājyam anv aham I
sūktaṃ pañca-daśarcaṃ ca ' śrī-kāmaḥ satataṃ japet II 16 II

16. Wer auch immer wünscht, wohlhabend und besitzend zu sein, gesund und friedvoll, möge während jeder Strophe das Opfer von geklärter Butter in das Feuer gießen, wenn man die oben genannten fünfzehn mantra-s, die Mahālakṣmī, der Göttin des Wohlstands und Glücks, gewidmet sind, rezitiert. Möge dieses „Śrī-śūkta", dieses Gebet an Lakṣmī, den höchsten Segen der Freude jetzt und in der Zukunft bringen.

padmānane padma-ūrū ' padmākṣī padma-sambhave I
tan me bhajasi padmākṣī ' yena saukhyaṃ labhāmy aham II 17 II

17. O lotosäugige Göttin, geboren im Lotos, auf einem Lotos sitzend, mit Beinen wie eine Lotosblume, sei mir gnädig, sodass ich Glückseligkeit erlange.

aśva-dāyī go-dāyī ' dhana-dāyī mahā-dhane ।
dhanaṃ me juṣatāṃ devi ' sarva-kāmāṃś ca dehi me ॥ 18 ॥

18. O Göttin überfließender Fülle, Geberin von Pferden, Kühen und Wohlstand, möge Wohlstand zu mir kommen, um all meine Wünsche zu erfüllen.

padmānane padmavi padma-patre '
padma-priye padma-dalāyatākṣi ।
viśva-priye viśva-mano 'nukūle '
tvat-pāda-padmaṃ mayi saṃ ni dhatsva ॥ 19 ॥

19. O Göttin, die Du den Lotos liebst, aus dem Lotos geboren bist, Lotosblumen in den Händen hältst, und deren Augen wie Lotosblätter sind, von jenseits der Welt bist Du, begünstigt von Viṣṇu, stelle auf mich Deine Lotosfüße.

(putra-pautraṃ dhanaṃ dhānyaṃ ' hasty-aśvādi-gave ratham ।
prajānāṃ bhavasi mātā ' āyuṣmantaṃ karotu me ॥ 20 ॥

dhanam agnir dhanaṃ vāyur ' dhanaṃ sūryo dhanaṃ vasuḥ ।
dhanam indro bṛhaspatir ' varuṇaṃ dhanam astu me ॥ 21 ॥

vainateya somaṃ piba ' somaṃ pibatu vṛtra-hā ।
somaṃ dhanasya somino ' mahyaṃ dadātu sominaḥ ॥ 22 ॥)

na krodho na ca mātsaryaṃ ' na lobho nāśubhā matiḥ ।
bhavanti kṛta-puṇyānāṃ ' bhaktānāṃ śrī-sūktaṃ japet ॥ 23 ॥

23. Die gütigen und glücklichen Menschen, die Anhänger der Göttin des Wohlstands sind und die immer wieder das „Śrī-śūkta“ [15 Verse] rezitieren, werden weder vom Zorn berührt, noch von Neid, noch von Gier; ihr Geist neigt sich nicht dem Bösen zu.

sarasija-nilaye saroja-haste dhavalatarāṃśuka-
gandha-mālya-śobhe ।
bhagavati hari-vallabhe mano-jñe
tri-bhuvana-bhūti-kari prasīda mahyam ॥ 24 ॥

viṣṇu-patnīṃ kṣamāṃ devīṃ ' mādhavīṃ mādhava-priyām ।
lakṣmīṃ priya-sakhīṃ devīṃ ' namāmy acyuta-vallabhām ॥ 25 ॥

(mahā-lakṣmī ca vidmahe ' viṣṇu-patnī ca dhīmahi ।
tanno lakṣmīḥ pracodayāt ॥ 26 ॥

śrī-varcasvam āyuṣyam ārogyam
āvidhāc chobhamānaṃ mahīyate ।
dhānyaṃ dhanaṃ paśuṃ bahu-putra-lābhaṃ
śata-saṃvatsaraṃ dīrgham āyuḥ ॥ 27 ॥

padma-priye padmini padma-haste '
padmālaye padma-dalāyatākṣi ।
viśva-priye viṣṇu-mano'nukūle '
tvat-pāda-padmaṃ mayi san-ni-dhatsva ॥ 28 ॥)

oṃ śriye jāta[ḥ] śriya ā nir[i]yāya '
śriyaṃ vayo janitṛbhyo dadhātu ।
śriyaṃ vasānā amṛtatvam āyan '
bhajanti sadyaḥ savitā vidadhyūn ॥ 29 ॥

śriya evainaṃ tac-chriyām ādadhāti ।
santatam ṛcā vaṣaṭ-kṛtyaṃ sandhattaṃ ।
sandhīyate prajayā paśubhiḥ । ya evaṃ veda ॥ 30 ॥

om
mahā-devyai ca vidmahe ' viṣṇu-patnyai ca dhīmahi ।
tanno lakṣmīḥ pracodayāt ॥ 31 ॥

oṃ śāntiḥ śāntiḥ śāntiḥ

oṃ tacchaṃyor ā vṛṇīmahe
gātuṃ yajñāya gātuṃ yajñpataye
daivī svastir astu naḥ

svastir mānuṣebhyaḥ
ūrdhvam jigātu bheṣajam
śanno astu dvipade śam catuṣpade
oṃ śāntiḥ śāntiḥ śantiḥ
oṃ śāntiḥ śāntiḥ śāntiḥ ll 32 ll

- Mit dem Vervollständigen des Shri Sukta sollte der Abhisheka (das rituelle Übergießen der Murtis) beendet sein. Es sollte zeitlich so eingerichtet werden, dass diese beiden Dinge zur gleichen Zeit ausgeführt werden.
- Als Nächstes werden die Gottheiten sorgfältig abgetrocknet.
- Bhajans und Hymnen können gesungen werden.

TILAKA

- Asche, Sandelholzpaste und Kumkuma werden auf Stirn, Hände und Füße der Gottheiten (immer mit Ganesha beginnend) aufgetragen. Die Paste wird zuerst auf Stirn und Hände der Gottheiten aufgetragen, und danach auf die Füße.
- Dann rezitiert der Pujari:

oṃ tatpuruṣāya vidmahe ' mahādevāya dhīmahi
tanno rudraḥ pracodayāt

Wir erfassen das gefeierte höchste Wesen (puruṣa) und meditieren über den großen Gott; möge Rudra uns anspornen, dies zu tun.

(Dies ist der Rudra Gayatri Mantra)

gandha-dvārāṃ durādharṣāṃ ' nitya-puṣṭāṃ karīṣiṇīm l
īśvarīṃ sarva-bhūtānāṃ ' tām ihopahvaye śriyam ll
gandhān dhārayāmi

Ich rufe die höchste Göttin Lakṣmī an, damit Sie für immer in meinem Heim wohnt. Sie ist die höchste Schutzkraft und Göttin aller Universen und kosmischen Elemente. Sie ist die Mutter Erde, die Geberin großer Zufriedenheit. Ihr Segen bringt uns den Duft der Sandelholzpaste. Möge Īśvarī für immer in mir präsent sein.

• Trage als Nächstes Kumkuma (rotes Pulver) auf die Stirn aller Gottheiten (Murtis) auf und wiederhole:

om aiṃ tripurā-devyai ca vidmahe
klīṃ kāmeśvaryai ca dhīmahi
sauṃ tan naḥ klinne prachodayat |

und

om aiṃ hrīṃ klīṃ cāmuṇḍāyai vicce namaḥ |

• Dies sind die Bija Mantras für die göttliche Mutter:
aiṃ – Sarasvati; *hrīṃ* – Durga; *klīṃ* – Lakshmi

ALAṄKĀRA

• Jetzt werden die Gottheiten in verzierte Gewänder gekleidet, mit Gold, Malas und Blumen geschmückt. (Die Gewänder und Malas sollten nach jedem Gebrauch gewaschen werden.)

ARCANĀ

• Der nächste Teil der Verehrung ist die Archana, die Verehrung mit Blumen. Die verschiedenen Namen der Gottheiten werden gesungen und Blumen (und Reis) werden mit jedem Namen dargebracht. Jedem Namen geht die heilige Silbe *oṃ* voran und jeder Name endet mit *namaḥ* („Verneigung"). Wenn der Pujari *namaḥ* singt, sollte er sacht Blumen oder Reis als Opfergabe zu den Füßen Gottes (der Murtis) darbringen.

Merke: In der Regel werden danach die 108 Namen von Kṛṣṇa (s. 41) und Svāmī Śivānanda (S. 51) rezitiert. Wer möchte, kann natürlich auch stattdessen die 108 Namen von Śiva (S. 77) oder Lakṣmī (S. 89) rezitieren oder gar diese hinzufügen.

Kṛṣṇāṣṭottara-śata-nāmāvali

DIE 108 NAMEN VON ŚRĪ-KṚṢṆA

oṃ śrī-kṛṣṇāya namaḥ

1. oṃ, Verehrung Ihm, der das gesamte Universum anzieht.

oṃ kamalā-nāthāya namaḥ

2. oṃ, Verehrung Ihm, dem Herrn [Nārāyaṇa] der Göttin Lakṣmī [bzw. Kamalā].

oṃ vāsudevāya namaḥ

3. oṃ, Verehrung Ihm, dem Sohn von Vasudeva.

oṃ sanātanāya namaḥ

4. oṃ, Verehrung Ihm, dem ewigen Einen, jenseits von Geburt und Tod.

oṃ vasu-devātmajāya namaḥ

5. oṃ, Verehrung Ihm, der aus Vasudeva hervorging.

oṃ puṇyāya namaḥ

6. oṃ, Verehrung Ihm, der Verkörperung von Verdienst.

oṃ līlā-mānuṣa-vigrahāya namaḥ

7. oṃ, Verehrung Ihm, der die menschliche Form als göttliches Spiel annimmt.

oṃ śrī-vatsa-kaustubha-dharāya namaḥ

8. oṃ, Verehrung Ihm, der auf Seiner Brust den Kaustubha (den seltenen göttlichen Edelstein) und Śrī-vatsa (Fußabdruck eines Weisen) trägt.

oṃ yaśodā-vatsalāya namaḥ

9. oṃ, Verehrung Ihm, dem Lieblingskind von Yaśodā.

oṃ haraye namaḥ

10. oṃ, Verehrung Ihm, dem Herrn Hari.

oṃ catur-bhujātta-cakrāsi-gadā śaṅkhāmbujāyudhāya namaḥ

11. *oṃ, Verehrung Ihm, der vier Arme, Scheibe, Schwert, Keule und Muschel hat.*

oṃ devakī-nandanāya namaḥ

12. *oṃ, Verehrung Ihm, der Devakī erfreut.*

oṃ śrīśāya namaḥ

13. *oṃ, Verehrung Ihm, dem Herrn von Lakṣmī.*

oṃ nanda-gopa-priyātma-jāya namaḥ

14. *oṃ, Verehrung Ihm, dem geliebten Sohn von Nandagopa.*

oṃ nanda-gopa-priyātma-jāya namaḥ

15. *oṃ, Verehrung Ihm, der die Kraft des Flusses Yamunā aufhebt.*

oṃ bala-bhadra-priyānu-jāya namaḥ

16. *oṃ, Verehrung Ihm, dem geliebten Bruder von Balabhadra.*

oṃ pūtanā-jīvita-harāya namaḥ

17. *oṃ, Verehrung Ihm, der das Leben der Dämonin Pūtanā aussog und ihr dadurch Befreiung brachte.*

oṃ śakaṭāsura-bhañjanāya namaḥ

18. *oṃ, Verehrung Ihm, der den Dämon Śakaṭa tötete.*

oṃ nanda-vraja-janānandine namaḥ

19. *oṃ, Verehrung Ihm, der sich an Nanda erfreut.*

oṃ sac-cid-ānanda-vigrahāya namaḥ

20. *oṃ, Verehrung Ihm, der reinen Form von Sein, Wissen und Glückseligkeit.*

oṃ navanīta-viliptāṅgāya namaḥ

21. *oṃ, Verehrung Ihm, dessen Körper mit Butter eingerieben ist.*

oṃ navanīta-naṭāya namaḥ

22. oṃ, Verehrung Ihm, der für die Butter tanzt.

oṃ navanīta-navāhārāya namaḥ

23. oṃ, Verehrung Ihm, dem Einen, der sich am Essen der Butter erfreut.

oṃ mucukunda-prasādakāya namaḥ

24. oṃ, Verehrung Ihm, der dem Weisen Mucukunda Seinen Segen schenkt.

oṃ ṣoḍaśa-strī-sahasreśāya namaḥ

25. oṃ, Verehrung Ihm, dem die Herzen von 16 000 gopī-s gehören.

oṃ tribhaṅgi namaḥ

26. oṃ, Verehrung Ihm, dessen Körper segensreich in drei Plätze gemeißelt ist.

oṃ madhurākṛtaye namaḥ

27. oṃ, Verehrung Ihm, dessen Form so lieblich anzusehen ist.

oṃ śuka-vāg-amṛtābdhīndave namaḥ

28. oṃ, Verehrung Ihm, den Tropfen des Nektars, die vom Mund des Weisen Śuka fallen.

oṃ govindāya namaḥ

29. oṃ, Verehrung Ihm, dem Beschützer der Kühe.

oṃ yogināṃ pataye namaḥ

30. oṃ, Verehrung Ihm, dem Herrn der yogin-s.

oṃ vatsa-vāṭa-carāya namaḥ

31. oṃ, Verehrung Ihm, der die kleinen Kälber zur Viehweide bringt.

om anantāya namaḥ

32. oṃ, Verehrung Ihm, dem unendlichen Einen.

oṃ dhenukāsura-mardanāya namaḥ

33. oṃ, Verehrung Ihm, dem Besieger des Dämons Dhenukāsura.

oṃ tṛṇī-kṛta-tṛṇāvarttāya namaḥ

34. oṃ, Verehrung Ihm, der den Dämon Tṛṇāvarta vollständig entzweiriss.

oṃ yamalārjuna-bhañjanāya namaḥ

35. oṃ, Verehrung Ihm, der die beiden Dämonen tötete.

om uttālatāla-bhettre namaḥ

36. oṃ, Verehrung Ihm, der den Dämon in Form einer Palme tötete.

oṃ tamāla-śyāmalākṛtaye namaḥ

37. oṃ, Verehrung Ihm, dessen Körper von dunkler Farbe wie der des Tamāla-Baumes ist.

oṃ gopa-gopīśvarāya namaḥ

38. oṃ, Verehrung Ihm, dem geliebten Herrn der gopī-s und gopā-s von Gokula.

oṃ yogine namaḥ

39. oṃ, Verehrung Ihm, dem großen yogin.

oṃ koṭi-sūrya-sama-prabhāya namaḥ

40. oṃ, Verehrung Ihm, der wie der Glanz von einer Million Sonnen scheint.

om ilā-pataye namaḥ

41. oṃ, Verehrung Ihm, dem Herrn der ilā, der Erde.

oṃ parasmai jyotiṣe namaḥ

42. oṃ, Verehrung Ihm, dem transzendentalen Licht.

oṃ yādavendrāya namaḥ

43. oṃ, Verehrung Ihm, dem Führer des Yādava-Clans.

oṃ yadūdvahāya namaḥ

44. oṃ, Verehrung Ihm, dem Führer des Yadu-Clans.

oṃ vana-māline namaḥ

45. oṃ, Verehrung Ihm, der mit einer Girlande aus Waldblumen geschmückt ist.

oṃ pīta-vāsase namaḥ

46. oṃ, Verehrung Ihm, der in ein gelbes Gewand gehüllt ist.

oṃ pārijātāpahārakāya namaḥ

47. oṃ, Verehrung Ihm, der die himmlischen Blumen aus dem Himmel stahl.

oṃ govardhanācaloddhartre namaḥ

48. oṃ, Verehrung Ihm, der den Govardhana-Berg aufrechterhält.

oṃ gopālāya namaḥ

49. oṃ, Verehrung Ihm, der der Beschützer der Kühe ist.

oṃ sarva-pālakāya namaḥ

50. oṃ, Verehrung Ihm, der alles [die gesamte Schöpfung] beschützt.

om ajāya namaḥ

51. om, Verehrung Ihm, dem Unbesiegbaren [dem Absoluten].

oṃ nirañjanāya namaḥ

52. oṃ, Verehrung Ihm, dem ewig reinen Wesen, dem makellos reinen Einen.

oṃ kāma-janakāya namaḥ

53. oṃ, Verehrung Ihm, dem Herrn der [weltlichen] Liebe.

oṃ kañja-locanāya namaḥ

54. oṃ, Verehrung Ihm, dessen Augen wie Lotosblumen sind.

oṃ madhu-ghne namaḥ

55. oṃ, Verehrung Ihm, dem Zerstörer Madhus [eines Dämons].

oṃ mathurā-nāthāya namaḥ

56. oṃ, Verehrung Ihm, dem Herrn der großen Stadt Mathurā.

oṃ dvārakā-nāyakāya namaḥ

57. oṃ, Verehrung Ihm, dem Herrn der großen Stadt Dvārakā.

oṃ baline namaḥ

58. oṃ, Verehrung Ihm, dem Starken.

oṃ vṛndāvanānta-sañcāriṇe namaḥ

59. oṃ, Verehrung Ihm, der in Vṛndāvana herumwandert.

oṃ tulasī-dāma-bhūṣaṇāya namaḥ

60. oṃ, Verehrung Ihm, der mit den heiligen Blättern des Tulasī-Baumes geschmückt ist.

oṃ syamantaka-maṇer hartre namaḥ

61. oṃ, Verehrung Ihm, der den Syamantaka-Edelstein stahl.

oṃ nara-nārāyaṇātmakāya namaḥ

62. oṃ, Verehrung Ihm, der das innere Selbst der Weisen Nara und Nārāyaṇa ist.

oṃ kubjā-kṛṣṇāmbara-dharāya namaḥ

63. oṃ, Verehrung Ihm, der die hässliche, bucklige Frau segnete und diese in eine überragende Schönheit verwandelte.

oṃ māyine namaḥ

64. oṃ, Verehrung Ihm, dem großen Täuscher, dem höchsten universellen Illusionisten.

oṃ parama-puruṣāya namaḥ

65. oṃ, Verehrung Ihm, dem höchsten Wesen.

oṃ muṣṭikāsura-cāṇura-malla-yuddha-viśāradāya

66. oṃ, Verehrung Ihm, der die Ringkämpfer Muṣṭikāsura und Cāṇura besiegte.

oṃ saṃsāra-vairiṇe namaḥ

67. oṃ, Verehrung Ihm, dem Feind dieser Welt der Erscheinungen – dem Befreier.

oṃ kaṃsāraye namaḥ

68. oṃ, Verehrung Ihm, dem Feind von Kaṃsa.

oṃ murāraye namaḥ

69. oṃ, Verehrung Ihm, dem Zerstörer von Mura.

oṃ narakāntakāya namaḥ

70. oṃ, Verehrung Ihm, dem Zerstörer der Hölle.

om anādi-brahma-cāriṇe namaḥ

71. om, Verehrung Ihm, dem anfangslosen brahmacārin.

oṃ kṛṣṇā-vyasana-karṣakāya namaḥ

72. oṃ, Verehrung Ihm, der den Kummer von Draupadī beseitigt – Kṛṣṇa.

oṃ śiśupāla-śiraś-chetre namaḥ

73. oṃ, Verehrung Ihm, der den Kopf von Śiśupāla entfernte.

oṃ duryodhana-kulāntakāya namaḥ

74. oṃ, Verehrung Ihm, der die Familie von Duryodhana auslöschte.

oṃ vidurākrūra-vara-dāya namaḥ

75. oṃ, Verehrung Ihm, der großen Segen über Vidura und Akrūra brachte.

oṃ viśva-rūpa-pradarśakāya namaḥ

76. oṃ, Verehrung Ihm, der sich als göttliche Form vor Arjuna manifestierte.

oṃ satya-vāce satya-saṅkalpāya namaḥ

77. oṃ, Verehrung Ihm, dessen innere Absicht unmittelbar verwirklicht wird.

oṃ satyabhāmā-ratāya namaḥ

78. oṃ, Verehrung Ihm, der immer darauf bedacht ist, sich an Satyabhāmā zu erinnern.

oṃ jayine namaḥ

79. oṃ, Verehrung Ihm, dem immer siegenden Einen.

oṃ subhadrā-pūrva-jāya namaḥ

80. oṃ, Verehrung Ihm, dem älteren Bruder von Subhadrā.

oṃ viṣṇave namaḥ

81. oṃ, Verehrung Ihm, dem Herrn Vishnu.

oṃ bhīṣma-mukti-pradāyakāya namaḥ

82. oṃ, Verehrung Ihm, der Bhīṣma [einem Kriegerhelden] die Befreiung brachte.

oṃ jagad-gurave namaḥ

83. oṃ, Verehrung Ihm, dem guru des gesamten Universums, dem Weltenlehrer.

oṃ jagan-nāthāya namaḥ

84. oṃ, Verehrung Ihm, dem Herrn des Universums.

oṃ veṇu-nāda-viśāradāya namaḥ

85. oṃ, Verehrung Ihm, der ein Könner im Flötenspiel ist.

oṃ vṛṣabhāsura-vidhvaṃsine namaḥ

86. oṃ, Verehrung Ihm, der den Dämon Vṛṣabha vernichtete.

oṃ bāṇāsura-karāntakāya namaḥ

87. oṃ, Verehrung Ihm, der dem Dämon Bāṇa die Hände [bzw. Arme] abschnitt.

oṃ yudhiṣṭhira-pratiṣṭhātre namaḥ

88. oṃ, Verehrung Ihm, der Yudhiṣṭhira auf den Thron setzte.

oṃ barhi-barhāvataṃsakāya namaḥ

89. oṃ, Verehrung Ihm, der mit Pfauenfedern geschmückt ist.

oṃ pārtha-sārathaye namaḥ

90. oṃ, Verehrung Ihm, dem Wagenlenker von Arjuna.

om avyaktāya namaḥ

91. oṃ, Verehrung Ihm, dem Unmanifestierten.

oṃ gītāmṛta-mahodadhaye namaḥ

92. oṃ, Verehrung Ihm, dem Ozean des Nektars der Weisheit der Gītā.

oṃ kāliya-phana-māṇikya-ranjita-śrī-padāmbujāya namaḥ

93. oṃ, Verehrung Ihm, dessen heilige Füße auf dem Kopf der Schlange Kāliya tanzten.

oṃ dāmodarāya namaḥ

94. oṃ, Verehrung Ihm, um dessen Bauch ein Seil ist.

oṃ yajña-bhoktre namaḥ

95. oṃ, Verehrung Ihm, der an allen Opferdarbringungen teilhat.

oṃ dānavendra-vināśakāya namaḥ

96. oṃ, Verehrung Ihm, dem Vernichter der dānu-Anführer [einer Dämonenart].

oṃ nārāyaṇāya namaḥ

97. oṃ, Verehrung Ihm, dem Nārāyaṇa.

oṃ para-brahmaṇe namaḥ

98. oṃ, Verehrung Ihm, dem höchsten Selbst.

oṃ pannagāśana-vāhanāya namaḥ

99. *oṃ, Verehrung Ihm, der zeitlos in der Ewigkeit ruht.*

oṃ jala-krīḍā-samāsakta-gopī-vastrāpahārakāya namaḥ

100. *oṃ, Verehrung Ihm, der geschickt die Gewänder der gopī-s stahl.*

oṃ puṇya-ślokāya namaḥ

101. *oṃ, Verehrung Ihm, der gepriesen wird, dem die höchste Meditation gebührt.*

oṃ tīrtha-pādāya namaḥ

102. *oṃ, Verehrung Ihm, dessen bloße Füße die höchste Meditation repräsentieren.*

oṃ veda-vedyāya namaḥ

103. *oṃ, Verehrung Ihm, der durch die Veden erkannt wird.*

oṃ dayā-nidhaye namaḥ

104. *oṃ, Verehrung Ihm, der der Ozean des Mitgefühls ist.*

oṃ sarva-tīrthātmakāya namaḥ

105. *oṃ, Verehrung Ihm, in dem sich alle heiligen Plätze finden.*

oṃ sarva-graha-rūpiṇe namaḥ

106. *oṃ, Verehrung Ihm, der die Verkörperung der Planeten ist.*

oṃ parāt-parāya namaḥ

107. *oṃ, Verehrung Ihm, der nicht dieses Universum der Erscheinungen ist, der das Transzendentale transzendiert.*

oṃ śrī-kṛṣṇāya namaḥ

108. *oṃ, Verehrung Śrī Kṛṣṇa, der die Herzen aller anzieht.*

(hariḥ oṃ tat sat, śrī-kṛṣṇārpaṇam astu)

Śivānandāṣṭottara-śata-nāmāvali

DIE 108 NAMEN VON SVĀMĪ ŚIVĀNANDA

oṃ śrī oṃ-kāra-rūpāya namaḥ

1. *oṃ, Verehrung Ihm, die Gestalt der Silbe oṃ.*

oṃ sad-gurave namaḥ

2. *oṃ, Verehrung Ihm, dem wahren guru.*

oṃ sākṣāc-chaṇkara-rūpa-dhṛte namaḥ

3. *oṃ, Verehrung Ihm, der die Personifizierung von Śiva ist.*

oṃ śivānandāya namaḥ

4. *oṃ, Verehrung Ihm, dessen Glückseligkeit Śiva ist.*

oṃ śivākārāya namaḥ

5. *oṃ, Verehrung Ihm, der von der Erscheinung Śiva-s ist.*

oṃ śivāśaya-nirūpakāya namaḥ

6. *oṃ, Verehrung Ihm, der die Stätte Śiva-s repräsentiert.*

oṃ hriṣikeśa-nivāsine namaḥ

7. *oṃ, Verehrung Ihm, dessen Wohnstätte Ṛṣikeś ist.*

oṃ vaidya-śāstra-viśāradāya namaḥ

8. *oṃ, Verehrung Ihm, der in den Lehrtexten der Medizin bewandert ist.*

oṃ sama-darśine namaḥ

9. *oṃ, Verehrung Ihm, der [alles als] gleich sieht.*

oṃ tapasvine namaḥ

10. *oṃ, Verehrung Ihm, der durch tapas charakterisiert ist.*

oṃ prema-rūpāya namaḥ

11. oṃ, Verehrung Ihm, der die Personifizierung der Liebe ist.

oṃ mahā-munaye namaḥ

12. oṃ, Verehrung Ihm , dem großen Weisen.

oṃ divya-jīvana-saṅgha-pratiṣṭhātre namaḥ

13. oṃ, Verehrung Ihm, dem Gründer der Divine Life Society.

oṃ prabodhakāya namaḥ

14. oṃ, Verehrung Ihm, dem [großen] Erwecker.

oṃ gītānanda-sva-rūpiṇe namaḥ

15. oṃ, Verehrung Ihm, dessen Natur in der Freude an Gesang besteht.

oṃ bhakti-gamyāya namaḥ

16. oṃ, Verehrung Ihm, der durch Hingabe zugänglich ist.

oṃ bhayāpahāya namaḥ

17. oṃ, Verehrung Ihm, der die Angst beseitigt.

oṃ sarva-vide namaḥ

18. oṃ, Verehrung Ihm, der alles weiß.

oṃ sarva-gāya namaḥ

19. oṃ, Verehrung Ihm, der überall ist.

oṃ netre namaḥ

20. oṃ, Verehrung Ihm, der führt.

oṃ trayī-mārga-pradarśakāya namaḥ

21. oṃ, Verehrung Ihm, der die drei [yoga-]Wege aufzeigt.

oṃ vairāgya-jñāna-niratāya namaḥ

22. oṃ, Verehrung Ihm, der in Leidenschaftslosigkeit und Wissen ruht.

oṃ sarva-loka-hitotsukāya namaḥ

23. oṃ, Verehrung Ihm, der das Wohl der ganzen Welt anstrebt.

oṃ bhavāmaya-praśamanāya namaḥ

24. oṃ, Verehrung Ihm, der die Krankheit des Werdens heilt.

oṃ samādhi-grantha-kalpakāya namaḥ

25. oṃ, Verehrung Ihm, der das Werk über samādhi verfasst hat.

oṃ guṇine namaḥ

26. oṃ, Verehrung Ihm, durch gute Eigenschaften Charakterisierten.

oṃ mahātmane namaḥ

27. oṃ, Verehrung Ihm, dem von großer Seele.

oṃ dharmātmane namaḥ

28. oṃ, Verehrung Ihm, dessen Selbst der dharma [die Rechtschaffenheit] ist.

oṃ sthita-prajñāya namaḥ

29. oṃ, Verehrung Ihm, dessen Wissen gefestigt ist.

oṃ śubhodayāya namaḥ

30. oṃ, Verehrung Ihm, durch den Glückhaftes zustande kommt .

om ānanda-sāgarāya namaḥ

31. oṃ, Verehrung Ihm, der ein Ozean von Glückseligkeit ist.

oṃ sārāya namaḥ

32. oṃ, Verehrung Ihm, der die Essenz ist.

oṃ gaṅgā-tīrāśrama-sthitāya namaḥ

33. oṃ, Verehrung Ihm, der sich im āśram am Ufer der Gaṅgā befindet.

oṃ viṣṇu-devānanda-datta-brahma-jñāna pradīpikāya namaḥ

34. oṃ, Verehrung Ihm, der die Leuchte des brahman-Wissens ist, welches Viṣṇu-devānanda verliehen wurde.

oṃ śrī-brahma-sūtropaniṣad-āṅglabhāṣya-prakalpakāya namaḥ

35. oṃ, Verehrung Ihm, der die Kommentare zu Brahmasūtra-s und Upaniṣad-s in Englisch verfasst hat.

oṃ viśvānanda-caraṇa-yugma-sevā-jāta-subuddhimate namaḥ

36. oṃ, Verehrung Ihm, der mit guter Intelligenz ausgestattet ist, die aus dem Dienst an den Füßen von Viśvānanda entstand.

oṃ mantra-mūrtaye namaḥ

37. oṃ, Verehrung Ihm, der die Personifikation der mantra-s ist.

oṃ japa-parāya namaḥ

38. oṃ, Verehrung Ihm, dessen Höchstes japa [mantra-Wiederholung] ist.

oṃ tantra-jñānāya namaḥ

39. oṃ, Verehrung Ihm, der die tantra-s kennt.

oṃ mānavate namaḥ

40. oṃ, Verehrung Ihm, der voller Menschlichkeit ist.

oṃ baline namaḥ

41. oṃ, Verehrung Ihm, der kraftvoll ist.

om umā-ramaṇa-pāda-yugma-satatārcana-lālasāya namaḥ

42. om, Verehrung Ihm, der Vergnügen in der ständigen Verehrung der Füße des Geliebten der Umā [Śiva] findet.

oṃ parasmai jyotiṣe namaḥ

43. oṃ, Verehrung Ihm, der das höchste Licht ist.

oṃ parasmai dhāmne namaḥ

44. oṃ, Verehrung Ihm, der der höchste Ort ist.

oṃ paramāṇave namaḥ

45. oṃ, Verehrung Ihm, der das kleinste Atom ist.

oṃ parāt-parāya namaḥ

46. oṃ, Verehrung Ihm, der höher als das Höchste ist.

oṃ śānta-mūrtaye namaḥ

47. oṃ, Verehrung Ihm, der die Personifizierung des Friedens ist.

oṃ dayā-sāgarāya namaḥ

48. oṃ, Verehrung Ihm, der ein Meer von Mitgefühl und Gnade ist.

oṃ mumukṣu-hṛdaya-sthitāya namaḥ

49. oṃ, Verehrung Ihm, der in den Herzen aller nach Wahrheit Suchenden wohnt.

om ānandāmṛta-saṃdogdhre namaḥ

50. om, Verehrung Ihm, der den Nektar der Glückseligkeit hervorbringt.

om appayya-kula-dīpakāya namaḥ

51. oṃ, Verehrung Ihm, der die Leuchte der Appayya-Familie ist.

oṃ sākṣi-bhūtāya namaḥ

52. oṃ, Verehrung Ihm, der zum Zeugen geworden ist.

oṃ rāja-yogine namaḥ

53. oṃ, Verehrung Ihm, dem großen rājayogin.

oṃ satyānanda-sva-rūpiṇe namaḥ

54. oṃ, Verehrung Ihm, der die Verkörperung von Wahrheit und Glückseligkeit ist.

om ajñānāmaya-bheṣajāya namaḥ

55. om, Verehrung Ihm, der das Heilmittel gegen die Krankheit der Unwissenheit ist.

oṃ lokoddhāraṇa-paṇḍitāya namaḥ

56. oṃ, Verehrung Ihm, der ein Gelehrter für die Erlösung der Menschheit ist.

oṃ yogānanda-rasāsvādine namaḥ

57. oṃ, Verehrung Ihm, der den Geschmack der Glückseligkeit des yoga genießt.

oṃ sadācāra-samujjvalāya namaḥ

58. oṃ, Verehrung Ihm, der durch sein gutes Verhalten strahlt.

om ātmārāmāya namaḥ

59. om, Verehrung Ihm, der im Selbst ruht.

oṃ śrī-gurave namaḥ

60. oṃ, Verneigung Ihm, der der glückhafte guru ist.

oṃ sac-cid-ānanda-vigrahāya namaḥ

61. oṃ, Verehrung Ihm, der ein Ausdruck von Sein, Bewusstsein, Glückseligkeit ist.

oṃ jīvan-muktāya namaḥ

62. oṃ, Verehrung Ihm, der zu Lebzeiten erlöst ist.

oṃ cin-mayātmane namaḥ

63. oṃ, Verehrung Ihm, der reines Bewusstsein ist.

oṃ nis-trai-guṇyāya namaḥ

64. oṃ, Verehrung Ihm, der ohne die drei guṇa-s ist.

oṃ yatīśvarāya namaḥ

65. oṃ, Verehrung Ihm, der der König unter den Asketen ist.

om advaita-sāra-prakaṭa-veda-vedānta-tattva-gāya namaḥ

66. om, Verehrung Ihm, der in der Weisheit des veda und des vedānta gefestigt ist.

oṃ cidānanda-janāhlāda-nṛtya-gīta-pravartakāya namaḥ

67. oṃ, Verehrung Ihm, der durch Seinen ekstatischen Gesang und Tanz den Menschen große Freude bringt.

oṃ navīna-jana-santrātre namaḥ

68. oṃ, Verehrung Ihm, dem Retter der neuen Menschheit.

oṃ śrī-brahma-mārga-pradarśakāya namaḥ

69. oṃ, Verehrung Ihm, der den Weg zur Erlangung von brahman zeigt.

oṃ prāṇāyāma-parāyaṇāya namaḥ

70. oṃ, Verehrung Ihm, dessen Höchstes prāṇāyāma [Atemkontrolle] ist.

oṃ nitya-vairāgya-samupāśritāya namaḥ

71. oṃ, Verehrung Ihm, der sich für immer dem Gleichmut hingibt.

oṃ jita-māyāya namaḥ

72. oṃ, Verehrung Ihm, der alle Täuschungen überwunden hat.

oṃ dhyāna-magnāya namaḥ

73. oṃ, Verehrung Ihm, der in tiefe Meditation versenkt ist.

oṃ kṣetra-jñāya namaḥ

74. oṃ, Verehrung Ihm, der das Geheimnis seiner Persönlichkeit vollständig kennt.

oṃ jñāna-bhāskarāya namaḥ

75. oṃ, Verehrung Ihm, dem Sohn der Weisheit.

oṃ mahā-devādi-devāya namaḥ

76. oṃ, Verehrung Ihm, dem Gott der Götter.

oṃ kali-kalmaṣa-nāśanāya namaḥ

77. oṃ, Verehrung Ihm, der die Unreinheiten dieses Eisernen Zeitalters zerstört.

oṃ tuṣāra-śāila-yogine namaḥ

78. oṃ, Verehrung Ihm, der ein yogī von den Schneebergen ist.

oṃ koṭi-sūrya-sama-prabhāya namaḥ

79. oṃ, Verehrung Ihm, dessen Glanz zehn Millionen Sonnen gleicht.

oṃ muni-varyāya namaḥ

80. oṃ, Verehrung Ihm, der der beste der Weisen ist.

oṃ satya-yonaye namaḥ

81. oṃ, Verehrung Ihm, der der Ursprung der Wahrheit ist.

oṃ parama-puruṣāya namaḥ

82. oṃ, Verehrung Ihm, der das höchste Wesen ist.

oṃ pratāpavate namaḥ

83. oṃ, Verehrung Ihm, der mit Glanz/Würde versehen ist.

oṃ nāma-saṃkīrtanotkarṣa-praśaṃsine namaḥ

84. oṃ, Verehrung Ihm, der das Singen des göttlichen Namens verherrlicht.

oṃ mahā-dyutaye namaḥ

85. oṃ, Verehrung Ihm, dem großen Licht.

oṃ kailāsa-yātrā-samprāpta-bahu-santuṣṭa-cetase namaḥ

86. oṃ, Verehrung Ihm, der große mentale Zufriedenheit erlangt hat, indem er zum Berg Kailāsa gepilgert ist.

oṃ catus-sādhana-sampannāya namaḥ

87. *oṃ, Verehrung Ihm, der mit den vier Mitteln zur Befreiung ausgestattet ist. [1. viveka, 2. vairāgya, 3. ṣaṭsampad, 4. mumukṣutva]*

oṃ dharma-sthāpana-tat-parāya namaḥ

88. *oṃ, Verehrung Ihm, der ausschließlich mit der Wiedererrichtung des dharma beschäftigt ist.*

oṃ śiva-mūrtaye namaḥ

89. *oṃ, Verehrung Ihm, der eine Gestalt Śiva-s ist.*

oṃ śiva-parāya namaḥ

90. *oṃ, Verehrung Ihm, dessen Höchstes Śiva ist.*

oṃ śiṣṭeṣṭāya namaḥ

91. *oṃ, Verehrung Ihm, der durch die Gebildeten verehrt wird.*

oṃ śivekṣaṇāya namaḥ

92. *oṃ, Verehrung Ihm, der auf Śiva blickt.*

oṃ catur-anta-medinī-vyāpta-suviśāla-yaśodayāya namaḥ

93. *oṃ, Verehrung Ihm, dessen Ruhm sich in alle Welt verbreitet.*

oṃ satya-sampūrṇa-vijñāna-sutattvaika-sulakṣaṇāya namaḥ

94. *oṃ, Verehrung Ihm, der wahrhaftig und allwissend ist sowie die höchste Weisheit besitzt.*

oṃ sarva-prāṇiṣu saṃjāta-bhrātṛ-bhāvāya namaḥ

95. *oṃ, Verehrung Ihm, der das Gefühl von Brüderlichkeit unter den Geschöpfen erzeugt hat.*

oṃ su-varcalāya namaḥ

96. *oṃ, Verehrung Ihm, der von schönem Glanz ist.*

oṃ praṇavāya namaḥ

97. *oṃ, Verehrung Ihm, der die Silbe oṃ [praṇava] ist.*

oṃ sarva-tattva-jñāya namaḥ

98. *oṃ, Verehrung Ihm, der die 24 Geheimnisse des Universums kennt.*

oṃ su-jñānāmbudhi-candramase namaḥ

99. *oṃ, Verehrung Ihm, der der Mond des Ozeans der Weisheit ist.*

oṃ jñāna-gaṅgā-srota-snāna-pūta-pāpāya namaḥ

100. *oṃ, Verehrung Ihm, dessen Übel durch das Baden im Strom der Gaṅgā des Wissens weggewaschen sind.*

oṃ sukha-pradāya namaḥ

101. *oṃ, Verehrung Ihm, der Glück verleiht.*

oṃ viśva-nātha-kṛpā-pātrāya namaḥ

102. *oṃ, Verehrung Ihm, der der Empfänger der Gnade Viśvanātha-s [Śiva-s] ist.*

oṃ śiṣya-hṛt-tāpa-taskarāya namaḥ

103. *oṃ, Verehrung Ihm, der das Leid aus den Herzen der Schüler nimmt.*

oṃ kalyāṇa-guṇa-saṃpūrṇāya namaḥ

104. *oṃ, Verehrung Ihm, der von wohltuenden Eigenschaften erfüllt ist.*

oṃ sadā-śiva-parāyaṇāya namaḥ

105. *oṃ, Verehrung Ihm, der dem sadāśiva hingegeben ist.*

oṃ kalpanā-rahitāya namaḥ

106. *oṃ, Verehrung Ihm, der frei von Illusionen ist.*

oṃ vīryāya namaḥ

107. *oṃ, Verehrung Ihm, der heldenhaft ist.*

oṃ bhagavad-gāna-lolupāya namaḥ

108. *oṃ, Verehrung Ihm, der in Lobgesang für den Erhabenen versunken ist.*

oṃ śrī sadguru-śivānanda-svāmine namaḥ

oṃ, Verehrung Ihm, unserem spirituellen Meister Svāmī Śivānanda.

oṃ śrī-guru viṣṇu-devanandāya svāmine namaḥ

oṃ, Verehrung Ihm, unserem geliebten Lehrer Svāmī Viṣṇu-devānanda.

DHŪPA

• Nach Beendigung des Archana wird entzündetes Räucherwerk (Dhupa) im Uhrzeigersinn vor den Gottheiten geschwenkt, wobei folgender Mantra rezitiert wird:

vanaspaty-udbhavair divyaiḥ ' nānā-gandha-samanvitaiḥ |
āghreya-dhūpa-dīpānāṃ ' dhūpo 'yaṁ pratigṛhyatām ||
(dhūpo 'yaṁ pratigṛhyatām)

(Glocke)

DĪPA

• Dann wird eine kleine Lampe (Dipa) vor den Gottheiten geschwenkt und der Pujari singt:

om
antar-jyotir bahir-jyotiḥ ' pratyag-jyotiḥ parātparaḥ |
jyotir-jyotiḥ svayaṃ-jyotir ātma-jyotiḥ śivo 'smy aham ||

(Glocke)

NAIVEDYA/PRASĀDA

• Jetzt wird die göttliche Nahrung (Prasada) dargebracht. Eine bedeckte Schale mit Früchten, Süßigkeiten oder anderer sattwiger Nahrung wird vor den Altar gestellt.

• Zuerst die Reinigung: Der Pujari nimmt eine sehr kleine Menge gereinigtes Wasser in die Hand und besprengt die Nahrung langsam damit, während er den Gayatri Mantra dreimal wiederholt:

oṃ bhūr bhuvaḥ svaḥ ।
tat savitur vareṇyaṃ ' bhargo devasya dhīmahi ।
dhiyo yo naḥ pracodayāt ॥

• Nun folgt die Darbringung: Der Pujari nimmt das Prasada in beide Hände. Mit jedem *svāhā* („Heil ... !" bzw. „Möge ein Segen auf ... ruhen") schwenkt er die rechte Hand über das Prasada als Symbol für die Darbringung.

oṃ deva savitaḥ prasuva ।
satyaṃ tvartena pariṣiñcāmi ।
amṛtam asi amṛtopastaraṇam asi ।

oṃ prāṇāya svāhā ।
om apānāya svāhā ।
oṃ samānāya svāhā ।
om udānāya svāhā ।
oṃ vyānāya svāhā ।
oṃ brahmaṇe svāhā ।
oṃ parabrahma-paramātmane namaḥ ।
oṃ sad-guru śivānanda-svāmine namaḥ ।
oṃ śrī-guru-viṣṇudevānanda-svāmine namaḥ
oṃ sarvam amṛtaṃ mahā-naivedyaṃ nivedayāmi ॥

oṃ śāntiḥ śāntiḥ śāntiḥ

• Während der letzte Abschnitt gesungen wird, werden einige Stücke Prasada vor die Murtis gelegt.

ĀRTĪ

• Dann folgt die Lichtzeremonie, Arati. Eine Lampe, die ein entzündetes Kampferstück enthält, wird vor den Gottheiten in Uhrzeigersinn geschwenkt; die Glocke wird dabei kontinuierlich geläutet (wenn vorhanden, sollte dabei auch ein Muschelhorn geblasen werden) und folgende Mantras werden rezitiert:

om
rājādhirājāya prasahya-sāhine '
namo vayaṃ vaiśravaṇāya kurmahe ।
sa me kāmān kāma-kāmāya mahyaṃ '
kāmeśvaro vaiśravaṇo dadātu ।
kuberāya vaiśravaṇāya mahā-rājāya namaḥ ॥

om
na tatra sūryo bhāti na candra-tārakaṃ '
nemā vidyuto bhānti kuto 'yam agniḥ ।
tam eva bhāntam anubhāti sarvaṃ '
tasya bhāsā sarvam idaṃ vibhāti ॥

om
gaṅge ca yamune caiva ' godāvari sarasvati ।
narmade sindho kāveri ' namas tubhyaṃ namo namaḥ ॥

• Nachdem diese Mantras erklungen sind, der Kampder dem Altar bzw. den Murtis dargebracht wurde, wendet sich der Pujari den Anwesenden zu und bringt auch ihnen das Licht dar.

PUṢPĀÑJALI

• Der nächste Teil der Puja ist das Darbringen von Blumen (Pushpanjali). Der Assistent des Pujaris verteilt Blumen und Reis an die versammelten Bhaktas, während der Pujari singt:

om
na karmaṇā na prajayā dhanena '
tyāgenaike [a]mṛtatvam ānaśuḥ ।
pareṇa nākaṃ nihitaṃ guhāyāṃ
vibhrājate yad yatayo viśanti ॥

vedānta-vijñāna-viniścitārthāḥ '
sannyāsa-yogād yatayaḥ śuddha-sattvāḥ ।
te brahmaloke tu parāntakāle '
parāmṛtāḥ parimucyanti sarve ॥

dahraṃ vipāpaṃ paraveśma-bhūtaṃ '
yat puṇḍarīkaṃ pura-madhya-saṃstham ।
tatrāpi dahraṃ gaganaṃ viśokas '
tasmin yad antas tad upāsitavyam ॥

yo vedādau svaraḥ prokto ' vedānte ca pratiṣṭhitaḥ ।
tasya prakṛti-līnasya ' yaḥ paraḥ sa maheśvaraḥ ॥

nānā-sugandha-puṣpāṇi ' yathā kālodbhavāni ca ।
puṣpāñjaliṃ mayā dattaṃ ' gṛhāṇa parameśvara ॥

(sarvābhyo devatābhyo namaḥ ।
śrī-sadguru-śivānanda-parabrahmaṇe namaḥ ।
puṣpāñjaliṃ samarpayāmi ।)

• Am Ende dieses Gesangs werfen sowohl der Pujari als auch alle versammelten Bhaktas ihre Blumen auf den Altar und verneigen sich.

SEGNUNG

• Die Puja wird mit der folgenden Segnung abgeschlossen:

Maṅgalācaraṇa

(„Glückverheißende Strophe[n]“)

svasti prajābhyaḥ paripālayantāṃ '
nyāyyena mārgeṇa mahīṃ mahīśāḥ |
go-brāhmaṇebhyaḥ śubham astu nityaṃ '
lokāḥ samastāḥ sukhino bhavantu || 1 ||

1. Die Könige sollen das Wohlergehen für die Untertanen bewahren, [und] die Welt auf dem rechten Weg. Für Kühe und Brahmanen soll immerdar Glück bestehen, alle Menschen sollen glücklich sein.

kāle varṣatu parjanyaḥ ' pṛthivī sasya-śālinī |
deśo'yaṃ kṣobha-rahito ' brāhmaṇās santu nirbhayāḥ || 2 ||

2. Zur (richtigen) Zeit soll der Regen regnen, die Erde [soll] fruchtbar sein, dieses Land ohne Unruhe, die Brahmanen sollen angstlos sein.

aśubhāni nirācaṣṭe ' tanoti śubha-santatim |
smṛti-mātreṇa yat puṃsāṃ ' brahma tan maṅgalaṃ param || 3 ||

3. Welches brahman, wenn man sich nur [daran] erinnert, der Menschen Unglück zurückweist [und] eine Ausdehnung von Wohlergehen verleiht, das [ist das] höchste Glück.

ati-kalyāṇa-rūpatvān ' nitya-kalyāṇa-saṃśrayāt |
smartṝṇāṃ varadatvāc ca ' brahma tan maṅgalaṃ viduḥ || 4 ||

4. Weil es von der Form höchsten Wohlergehens ist, weil es die Wohnstätte ewigen Wohlergehens ist, weil es demjenigen, der sich [an es] erinnert, Wünsche gewährt - das brahman haben [die Weisen] als Glückhaftigkeit verstanden.

oṃ-kāraś cātha śabdaś ca ' dvāv etau brahmaṇaḥ purā |
kaṇṭhaṃ bhitvā viniryātau ' tasmān māṅgalikāv ubhau || 5 ||
om atha om atha om atha || 6 ||

5.-6. Der Laut om und das Wort atha sind einstmals, indem sie Brahmās Kehle spalteten, hervorgekommen, daher sind beide glückverheißend: om atha om atha om atha.

maṅgalam asmad-gurūṇām, maṅgalaṃ me [a]stu
sarveṣāṃ maṅgalaṃ bhavatu ॥ 7 ॥

7. Das Wohlergehen unserer gurus, mein Wohlergehen soll sein, aller Wohlergehen soll sein.

Svasti-vācya-mantra[-s]
(Friedensgebete)

om
sarveṣāṃ svasti bhavatu ' sarveṣāṃ śāntir bhavatu ।
sarveṣāṃ pūrṇaṃ bhavatu ' sarveṣāṃ maṅgalaṃ bhavatu ॥ 1 ॥

1. oṃ. Mögen alle erfolgreich sein; möge Frieden mit allen sein; möge Fülle mit allen sein; möge Reichtum mit allen sein.

sarve bhavantu sukhinaḥ ' sarve santu nirāmayāḥ
sarve bhadrāṇi paśyantu ' mā kaścid duḥkha-bhāg bhavet ॥ 2 ॥

2. Mögen alle glücklich sein; mögen alle frei von Krankheiten sein; mögen alle auf das Wohl der anderen achten; möge niemand an Sorgen leiden.

asato mā sad gamaya ' tamaso mā jyotir gamaya
mṛtyor māmṛtaṅ gamaya ॥ 3 ॥

3. Führe mich vom Unwirklichen zum Wirklichen; von der Dunkelheit zum Licht; und von der Sterblichkeit zur Unsterblichkeit.

om
pūrṇam adaḥ pūrṇam idaṃ ' pūrṇāt pūrṇam udacyate ।
pūrṇasya pūrṇam ādāya ' pūrṇam evāvaśiṣyate ॥ 4 ॥
oṃ śāntiḥ śāntiḥ śāntiḥ ॥ 5 ॥

4.-5. oṃ. Dieses ist unendlich. Jenes ist unendlich. Aus dem Unendlichen wird das Unendliche manifest. Du bist meine Weisheit, Reichtum bist Du. Du bist mein Alles, o Gott der Götter. – oṃ, Frieden! Frieden! Frieden!

Tvam eva mātā

tvam eva mātā ca pitā tvam eva '
tvam eva bandhuś ca sakhā tvam eva
tvam eva vidyā draviṇaṃ tvam eva '
tvam eva sarvaṃ mama deva-deva ॥ 1 ॥

1. Du bist meine Mutter, mein Vater bist Du. Du bist mein Verwandter, mein Freund bist Du. Du bist meine Weisheit, mein Wohlstand bist Du. Du bist mein Alles, o Gott der Götter.

kāyena vācā manasendriyair vā '
buddhyātmanā vā prakṛteḥ svabhāvāt
karomi yad yat sakalaṃ parasmai '
nārāyaṇāyeti samarpayāmi ॥ 2 ॥

2. Was für eine Handlung auch immer ich mit dem Körper, Worten, Gedanken, Sinnen, Intellekt, Natur oder Emotionen ausführe, alle widme ich dem höchsten Nārāyaṇa.

sarva-dharmān pari-tyajya ' mām ekaṃ śaraṇaṃ vraja ।
ahaṃ tvāṃ sarva-pāpebhyo ' mokṣayiṣyāmi mā śucaḥ ॥ 3 ॥

3. Gib alle Vorstellungen von Dharma auf und suche Zuflucht nur bei Mir alleine: Ich werde dich von allen papas befreien; sorge dich nicht. [BhG 18.66]

• Das Charanamrita (die heilige Flüssigkeit, mit der zuvor die Murtis übergossen wurden), Sandelholzpaste, einige der geopferten Blumen und Prasada werden unter den Bhaktas verteilt.

OṂ TAT SAT

Kṛṣṇa

Krishna gilt im Hinduismus als eine vollständige Herabkunft (Purna Avatara) Gottes. Er ist höchstes Bewusstsein, Liebe, Freude, und Weisheit. In der „Bhagavad-Gita“ lehrt Er den Menschen wie sie zu Ihm - zum Höchsten - gelangen können.

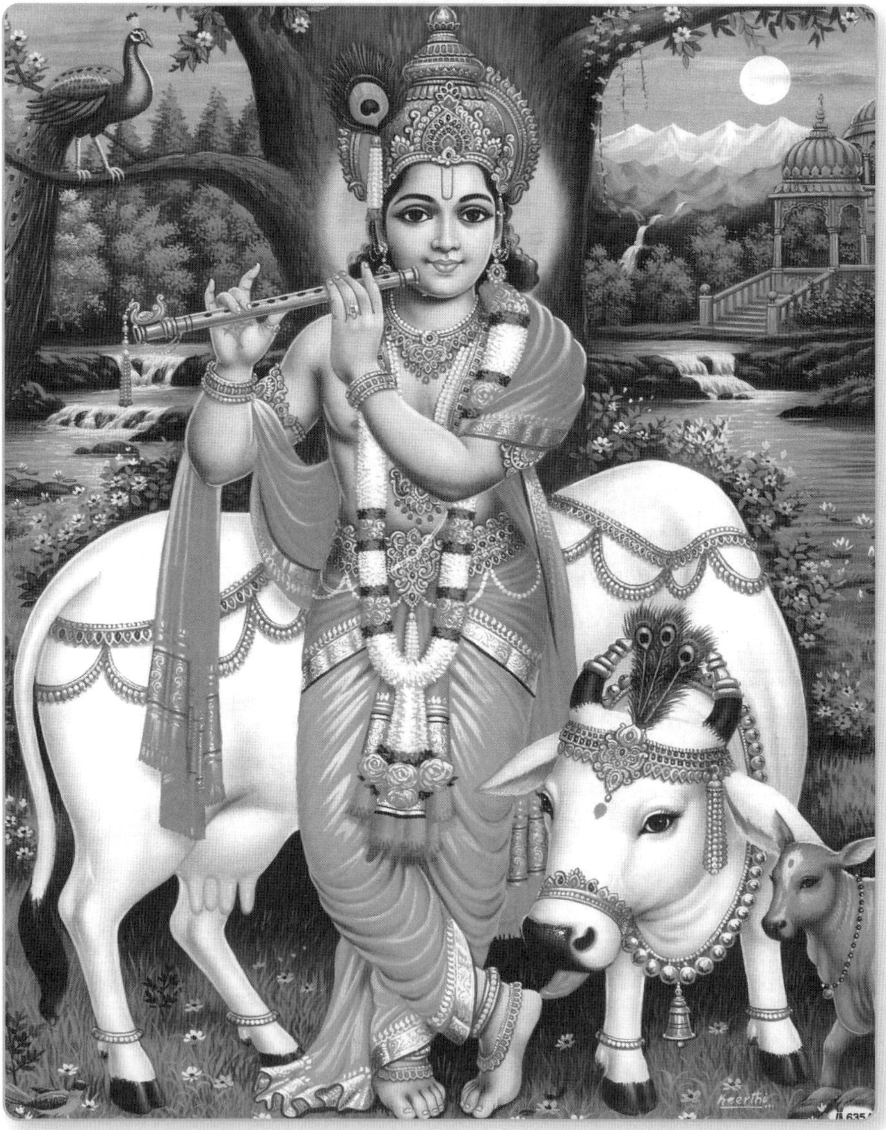

Kleine Kṛṣṇa-pūjā

NOTWENDIGE UTENSILIEN

- eine bis drei Kerzen oder Öllampen
- Murti von Krishna (Statue, Bild, Gemälde etc. als Repräsentation Gottes).
- ein Glas mit Wasser und Löffel (zur Reinigung der Lokas)
- eine Schale mit Wasser und Löffel (für Abhisheka)
- ein Handtuch (zum Trocknen)
- heilige Pulver (Bhashma [Asche], Chandan [Sandelholzpaste], Kumkuma [Rotes Pulver]).
- Mala, Kette, Schmuck o. Ä.
- Blüten, Blütenblätter oder Reis (für Archana)
- Obst (als Prasada)
- Räucherstäbchen
- Glocke und Muschelhorn (falls vorhanden)
- Teller

ANMERKUNG

• Die Puja kann sowohl weiter vereinfacht, als auch weiter ausgebaut werden.

VORBEREITUNGEN

• Sandelholzpaste vorbereiten. Statue/Symbol auf Teller stellen. Kerze anzünden, Räucherstäbchen anzünden.

• Puja-Anweisungen neben den Mantras, werden in etwa zu gleicher Zeit wie die Rezitation ausgeführt.

om om om (Glocke läuten und Muschelhorn blasen lassen)

ĀCAMANA

• Rezitiere die Reinigungs-Mantras und nimm dabei drei Schluck Wasser als Symbol der inneren Reinigung:

oṃ keśavāya namaḥ (Wasser in die rechte Hand geben u. trinken)
om acyutāya namaḥ (Wasser in die rechte Hand geben u. trinken)
om anantāya namaḥ (Wasser in die rechte Hand geben u. trinken, dann über das Sahasrara Chakra streifen)

• Symbolische äußere Reinigung:

oṃ govindāya namaḥ (1)
oṃ nārāyaṇāya namaḥ (2)

om
gaṅge ca yamune caiva ' godāvari sarasvati |
narmade sindho kāveri ' namas tubhyaṃ namo namaḥ || (3)

om. Gaṅgā und Yamunā, Godāvarī, Sarasvatī, Narmadā, Sindhu, Kāverī! Verneigung dir, Verneigung, Verneigung!

(**1.** Wasser in die rechte Hand, dann nach oben und unten geben. **2.** Wasser in die rechte Hand, dann in alle vier Himmelsrichtungen geben. **3.** Wasser in die rechte Hand, über dem Kopf kreisen, anschließend mit den Finger schnippen.)

TILAKA

om aiṃ tripurā-devyai ca vidmahe
klīṃ kāmeśvaryai ca dhīmahi
sauṃ tan naḥ klinne pracodayāt

om, aim, und wir kennen die Göttin Tripurā, klīm, wir möchten über die Herrin der Wünsche meditieren, saum, o Sanfte, sie möge uns dies anregen.

• Asche mit den mittleren drei Fingern der rechten Hand über die Stirn von links nach rechts auftragen, Sandelholzpaste (Sandelholzpulver vermischt mit Wasser) mit dem Ringfinger auf den Punkt zwischen den Augenbrauen auftragen, Kumkuma mit dem Ringfinger auf den Punkt zwischen den Augenbrauen auftragen.

ĀVĀHANA („Einladung“, Anrufung)

oṃ gaṃ gaṇa-pataye namaḥ
oṃ śara-vaṇa-bhavāya namaḥ
om aiṃ sarasvatyai namaḥ
oṃ guṃ gurubhyo namaḥ
oṃ namo bhagavate śivānandāya
oṃ namo bhagavate viṣṇu-devānandāya
om ādi-śaktyai namaḥ (Glocke)

oṃ, gam, dem Gaṇapati Verneigung; oṃ, dem Śaravaṇabhava Verneigung; om, aim, der Sarasvatī Verneigung; oṃ, gum, den guru-s Verneigung; oṃ, Verneigung dem ehrwürdigen Śivānanda; oṃ, Verneigung dem ehrwürdigen Viṣṇu-devānanda; om, der uranfänglichen Energie Verneigung!

oṃ namo bhagavate vāsudevāya (9 Mal wiederholen)

om, Verneigung dem Gott Vāsudeva! (Glocke. Verbeugung)

SAṄKALPA/DHYĀNAM

• Wer möchte kann nun ein konkretes Anliegen an Gott richten (Saṅkalpa). 1-2 Min. stille Meditation (dhyānam) und/oder Gebet

ABHIṢEKA

oṃ namo bhagavate vāsudevāya

oder 9/27/108 Mal den Mantra *kṛṣṇa kṛṣṇa mahā-yogin* wiederholen:

kṛṣṇa kṛṣṇa mahā-yogin ' bhaktānām abhayaṅkara ।
govinda paramānanda ' sarvaṃ me vaśam ānaya ॥

Kṛṣṇa, Kṛṣṇa, großer yogī, der (Seinen) Verehrern die Furcht nimmt, Govinda, höchste Glückseligkeit, bringe alles in meine Macht!

• Murti mit Wasser unter Zuhilfenahme eines Löffels baden. Anschließend Wasser sammeln, Murti trocknen mit Tuch, dabei Kirtana singen (Gott preisen). Empfohlen wird der Mahāmantra (siehe unten).

TILAKA

• Auftragen der Asche:

oṃ tat-puruṣāya vidmahe
mahādevāya dhīmahi
tanno rudraḥ pracodayāt

• Auftragen von Sandelholzpaste:

gandha-dvārāṃ durādharṣāṃ ' nitya-puṣṭāṃ karīṣiṇīm ।
īśvarīṃ sarva-bhūtānāṃ ' tām ihopa hvaye śriyam ॥
gandhān dhārayāmi

Die durch Duft wahrnehmbare, schwer anzugreifende, stets gedeihende, düngerreiche Herrin aller Wesen – sie, die Śrī, rufe ich hier her.

• Auftragen von Kumkuma:

om aiṃ hrīṃ klīṃ cāmuṇḍāyai vicce namaḥ

om, aiṃ, hrīṃ, klīṃ, der Cāmuṇḍā, vicce, Verneigung!

ALAṄKĀRA

• Murti mit Blumen und/oder Mala und/oder Kette schmücken:

hare rām(a) hare rām(a) rām(a) rām(a) hare hare ।
hare kṛṣṇa hare kṛṣṇa kṛṣṇa kṛṣṇa hare hare ॥ [Mahāmantra]

ARCANĀ

om śrī kṛṣṇāya namaḥ (9/27/108 Mal wiederholen)

• Mit jedem Mantra Reiskörner, eine Blume oder Blütenblätter opfern, indem du sie mit der rechten Hand zum Herzen führst und dann zur Murti hingibst.

DHŪPA/DĪPA/NAIVEDYA

dhūpam samarpayāmi

• Räucherstäbchen anzünden, im Uhrzeigersinn schwenken und Glocke darbei läuten.

dīpam samarpayāmi

• Kerze oder Öllampe im Uhrzeigersinn schwenken und darbringen. Glocke. Prasada-Schüssel in die Hand nehmen und vor den Altar stellen:

oṃ bhūr bhuvaḥ svaḥ
tat savitur vareṇyam ' bhargo devasya dhīmahi ।
dhiyo yo naḥ pracodayāt ॥ (3 Mal wiederholen)

oṃ, Erde, Atmosphäre, Himmel.Wir möchten dies erstrebenswerte Licht des Gottes Savitṛ [in uns] aufnehmen, der unsere Eingebungen anregen soll.

• Mit einen Löffel Wasser in die rechte Hand geben, und dieses im Uhrzeigersinn über dem Prasada verteilen. Dabei dreimal den Gayatri Mantra wiederholen:

• Prasada opfern, ein oder mehrere Stücke auf Altar legen.

MAṄGALA (Glücksbringendes Gebet)

lokāḥ samastāḥ sukhino bhavantu (3 Mal wiederholen)

Alle Menschen sollen glücklich sein.

ĀRATI (ĀRTI)

jaya jaya āratī vighna-vināyaka, vighna-vināyaka śrī-gaṇeśa ॥ 1 ॥

Sieg, Sieg, Lichtzeremonie [für den] Beseitiger der Hindernisse, Beseitiger der Hindernisse, den glückhaften Gaṇeśa!

jaya jaya āratī veṇu-gopāla, veṇu-gopāla veṇu-lola,
pāpa-vidūra navanīta-cora ॥ 3 ॥

Sieg, Sieg, Lichtzeremonie [für] Gopāla mit der Flöte, Gopāla mit der Flöte, der begierig nach der Flöte ist, fern von Übel, der Butterdieb!

jaya jaya āratī sad-guru-nātha, sad-guru-nātha śivānanda ॥ 12 ॥

Sieg, Sieg, Lichtzeremonie [für den] Herr[n], welcher der wahre guru ist, [den] Herr[n], welcher der wahre guru ist, Śivānanda!

jaya jaya āratī veṇu-gopāla ॥ 16 ॥

Sieg, Sieg, Lichtzeremonie [für] Gopāla mit der Flöte!

• Kerze oder Öllampe schwenken. Glocke läuten.

ABSCHLUSSGEBETE

tvam eva mātā ca pitā tvam eva '
tvam eva bandhuś ca sakhā tvam eva
tvam eva vidyā draviṇaṃ tvam eva '
tvam eva sarvaṃ mama deva-deva ॥ 1 ॥

1. Du bist meine Mutter, mein Vater bist Du. Du bist mein Verwandter, mein Freund bist Du. Du bist meine Weisheit, mein Wohlstand bist Du. Du bist mein Alles, o Gott der Götter.

kāyena vācā manasendriyair vā '
buddhyātmanā vā prakṛteḥ svabhāvāt
karomi yad yat sakalaṃ parasmai '
nārāyaṇāyeti samarpayāmi || 2 ||

2. Was für eine Handlung auch immer ich mit dem Körper, Worten, Gedanken, Sinnen, Intellekt, Natur oder Emotionen ausführe, alle widme ich dem höchsten Nārāyaṇa.

sarva-dharmān pari-tyajya ' mām ekaṃ śaraṇaṃ vraja |
ahaṃ tvāṃ sarva-pāpebhyo ' mokṣayiṣyāmi mā śucaḥ || 3 ||

3. Gib alle Vorstellungen von Dharma auf und suche Zuflucht nur bei Mir alleine: Ich werde dich von allen papas befreien; sorge dich nicht. [BhG 18.66]

• Verbeugen. Prasada verteilen. Stille Meditation.

OṂ TAT SAT

Śiva

Shiva gehört zur Götter-Trinität (Brahma, Vishnu, Shiva). Er wohnt auf dem heiligen Berg Kailash im Himalaya, und gilt als der Ur-Yogi, der den Menschen die Weisheit des Hatha Yoga geschenkt hat. Shiva ist der Zerstörer, Symbol für Vergänglichkeit, Verhaftungslosigkeit und Auflösung. Shiva als Nataraja, kosmischer Tänzer, symbolisiert den Tanz des Lebens, das ständige Werden und Vergehen.

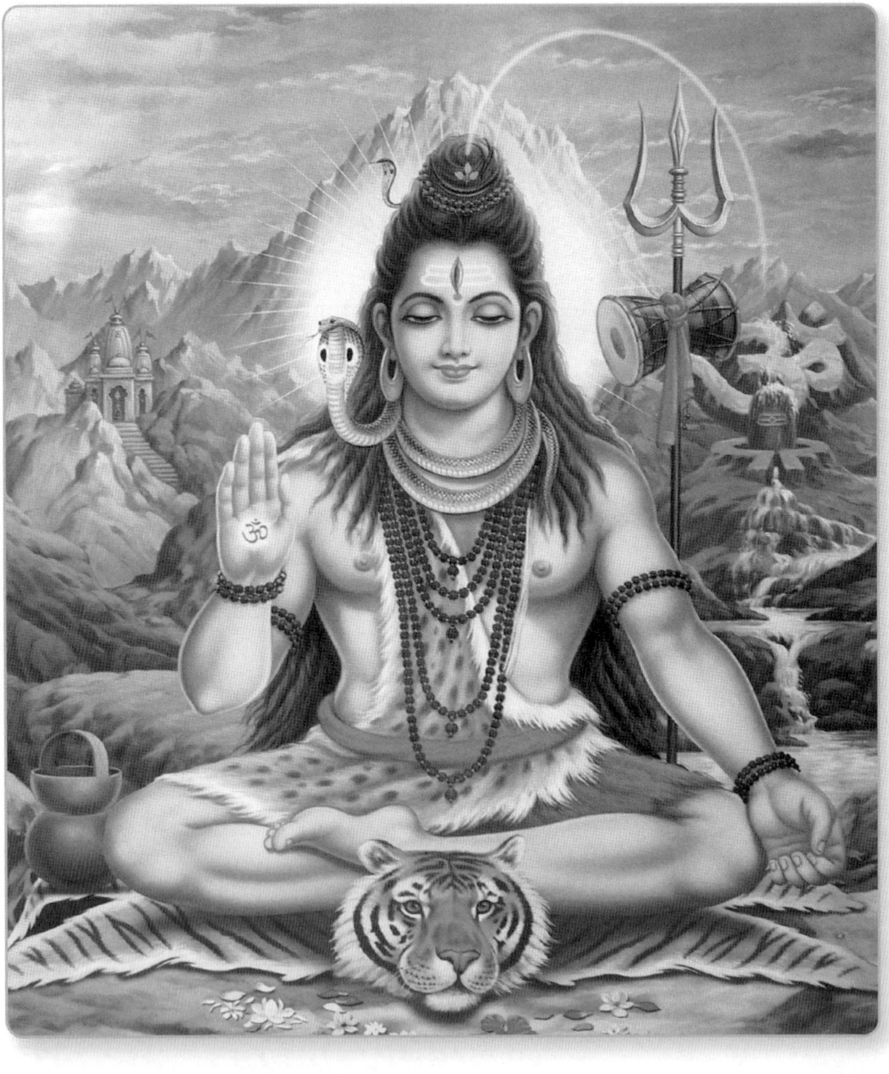

Śivāṣṭottara-śata-nāmāvali

DIE 108 NAMEN VON ŚIVĀ

oṃ śivāya namaḥ

1. *oṃ, Verehrung ihm, dem Gütigen.*

oṃ maheśvarāya namaḥ

2. *oṃ, Verehrung Ihm, dem großen Herrn.*

oṃ śam-bhave namaḥ

3. *oṃ, Verehrung Ihm, dem Heilbringenden.*

oṃ pinākine namaḥ

4. *oṃ, Verehrung Ihm, der durch einen Dreizack charakterisiert ist.*

oṃ śaśi-śekharāya namaḥ

5. *oṃ, Verehrung Ihm, dessen Diadem der Mond ist.*

oṃ vāma-devāya namaḥ

6. *oṃ, Verehrung Ihm, dem schönen Gott.*

oṃ virūpākṣāya namaḥ

7. *oṃ, Verehrung Ihm, dessen Augen ungewöhnlich geformt sind.*

oṃ kapardine namaḥ

8. *oṃ, Verehrung Ihm, der aufgewundene Haare trägt.*

oṃ nīla-lohitāya namaḥ

9. *oṃ, Verehrung Ihm, dem Blauroten/Purpurfarbigen.*

oṃ śaṅkarāya namaḥ

10. *oṃ, Verehrung Ihm, dem Wohlergehen Schaffenden.*

oṃ śūla-pāṇine namaḥ

11. oṃ, Verehrung Ihm, in dessen Hand ein Speer ist.

oṃ khaṭvāṅgine namaḥ

12. oṃ, Verehrung Ihm, der einen Stab mit aufgesetztem Schädel trägt.

oṃ viṣṇu-vallabhāya namaḥ

13. oṃ, Verehrung Ihm, dem Geliebten Viṣṇu-s [in Form als Mohinī].

oṃ śipi-viṣṭāya namaḥ

14. oṃ, Verehrung Ihm, dem von Licht Durchdrungenen.

om ambikā-nāthāya namaḥ

15. om, Verehrung Ihm, dem Ehemann der Mutter [Pārvatī].

oṃ śrī-kaṇṭhāya namaḥ

16. oṃ, Verehrung dem, dessen Hals/Stimme glückbringend ist.

oṃ bhakta-vatsalāya namaḥ

17. oṃ, Verehrung Ihm, der liebevoll zu Seinen Verehrern ist.

oṃ bhavāya namaḥ

18. oṃ, Verehrung Ihm, dem „Sein“.

oṃ śarvāya namaḥ

19. oṃ, Verehrung Ihm, dem Pfeilschützen.

oṃ tri-lokeśāya namaḥ

20. oṃ, Verehrung Ihm, dem Herrn der drei Welten.

oṃ śiti-kaṇṭhāya namaḥ

21. oṃ, Verehrung Ihm, dessen Hals weiß ist.

oṃ śivā-priyāya namaḥ

22. oṃ, Verehrung Ihm, welcher der Śivā [Pārvatī] lieb ist.

oṃ ugrāya namaḥ

23. oṃ, Verehrung Ihm, dem Schrecklichen.

oṃ kapāline namaḥ

24. oṃ, Verehrung Ihm, der den Schädel [Brahmā-s] trägt.

oṃ kāmāraye namaḥ

25. oṃ, Verehrung Ihm, dem Feind des Liebesgottes.

om andhakāsura-sūdanāya namaḥ

26. om, Verehrung Ihm, dem Vernichter des Dämons Andhaka.

oṃ gaṅgā-dharāya namaḥ

27. oṃ, Verehrung Ihm, der die Gaṅgā [im Haar] trägt.

oṃ lalāṭākṣāya namaḥ

28. oṃ, Verehrung Ihm, der ein Auge auf der Stirn hat.

oṃ kāla-kālāya namaḥ

29. oṃ, Verehrung Ihm, dem Tod des Todes [der den Tod besiegt].

oṃ kṛpā-nidhaye namaḥ

30. oṃ, Verehrung Ihm, dem Hort des Mitgefühls.

oṃ bhīmāya namaḥ

31. oṃ, Verehrung Ihm, dem Furchtbaren.

oṃ paraśu-hastāya namaḥ

32. oṃ, Verehrung Ihm, der eine Axt in der Hand hält.

oṃ mṛga-pāṇaye namaḥ

33. oṃ, Verehrung Ihm, der eine Antilope in der Hand hält.

oṃ jaṭā-dharāya namaḥ

34. oṃ, Verehrung Ihm, dem Träger von Dreadlocks.

oṃ kailāsa-vāsine namaḥ

35. oṃ, Verehrung Ihm, dem Bewohner des Kailāsa.

oṃ kavacine namaḥ

36. oṃ, Verehrung Ihm, dem mit einer Rüstung Versehenen.

oṃ kaṭhorāya namaḥ

37. oṃ, Verehrung Ihm, dem Grausamen.

oṃ tripurāntakāya namaḥ

38. oṃ, Verehrung Ihm, der dem [Dämon] Tripura/den drei Städten ein Ende bereitete.

oṃ vṛṣāṅkāya namaḥ

39. oṃ, Verehrung Ihm, dessen Zeichen der Stier [Nandī] ist.

oṃ vṛṣabhārūḍhāya namaḥ

40. oṃ, Verehrung Ihm, der auf dem Stier reitet.

oṃ bhasmoddhūlita-vigrahāya namaḥ

41. oṃ, Verehrung Ihm, dessen Gestalt mit Asche bestäubt ist.

oṃ sāma-priyāya namaḥ

42. oṃ, Verehrung Ihm, der den Sāma[veda] liebt.

oṃ svara-mayāya namaḥ

43. oṃ, Verehrung Ihm, der aus Klang besteht.

oṃ tri-mūrtaye namaḥ

44. oṃ, Verehrung Ihm, dem Dreigestaltigen.

om anīśvarāya namaḥ

45. om, Verehrung Ihm, der keinen Herrn hat.

oṃ sarva-jñāya namaḥ

46. oṃ, Verehrung Ihm, dem Alleswissenden.

oṃ paramātmane namaḥ

47. oṃ, Verehrung Ihm, dem höchsten Selbst.

oṃ soma-sūryāgni-locanāya namaḥ

48. oṃ, Verehrung Ihm, dessen Augen Mond, Sonne und Feuer sind.

oṃ haviṣe namaḥ

49. oṃ, Verehrung Ihm, dem Opfer.

oṃ yajña-mayāya namaḥ

50. oṃ, Verehrung dem aus dem Opfer Bestehenden.

oṃ somāya namaḥ

51. oṃ, Verehrung Ihm, dem mit Umā [Zusammengehörigen; sa-umā].

oṃ sadā-śivāya namaḥ

52. oṃ, Verehrung Ihm, dem „ewigen Śiva".

oṃ pañca-vaktrāya namaḥ

53. oṃ, Verehrung Ihm, der fünf Gesichter hat.

oṃ viśveśvarāya namaḥ

54. oṃ, Verehrung Ihm, dem Herrn des Universums.

oṃ vīra-bhadrāya namaḥ

55. oṃ, Verehrung Ihm, dem Heldenhaften und Freundlichen.

oṃ prajā-pataye namaḥ

56. oṃ, Verehrung Ihm, dem Herrn der Scharen [halbgöttlicher Wesen].

oṃ prajā-pataye namaḥ

57. oṃ, Verehrung Ihm, dem Herrn der Geschöpfe.

oṃ hiraṇya-retase namaḥ

58. oṃ, Verehrung Ihm, dessen Same golden ist.

oṃ durdharṣāya namaḥ

59. oṃ, Verehrung Ihm, dem schwer Anzugreifenden.

oṃ girīśāya namaḥ

60. oṃ, Verehrung Ihm, dem Herrn der Berge/des Berges [Kailāsa].

oṃ giri-śāya namaḥ

61. oṃ, Verehrung Ihm, der in den Bergen/auf dem Berg [Kailāsa] schläft.

om anaghāya namaḥ

62. oṃ, Verehrung Ihm, dem Fehlerlosen.

oṃ bhujaṅga-bhūṣaṇāya namaḥ

63. oṃ, Verehrung Ihm, dessen Schmuck Schlangen sind.

oṃ bhargāya namaḥ

64. oṃ, Verehrung Ihm, dem Glanz.

oṃ giri-dhanvane namaḥ

65. oṃ, Verehrung Ihm, dessen Bogen der Berg [Meru] ist.

oṃ giri-priyāya namaḥ

66. oṃ, Verehrung Ihm, dem der Berg [Kailāsa] lieb ist.

oṃ kṛtti-vāsase namaḥ

67. oṃ, Verehrung Ihm, dessen Kleidung eine [Elefanten-]Haut ist.

oṃ purārātaye namaḥ

68. oṃ, Verehrung Ihm, dessen Feind [der Dämon Tri-]Pura ist.

oṃ bhagavate namaḥ

69. oṃ, Verehrung Ihm, dem Ehrwürdigen.

oṃ pramathādhipāya namaḥ

70. oṃ, Verehrung Ihm, dem Herrn halbgöttlicher Wesen.

oṃ mṛtyuñ-jayāya namaḥ

71. oṃ, Verehrung Ihm, der den Tod besiegt.

oṃ sūkṣma-tanave namaḥ

72. oṃ, Verehrung Ihm, dessen Körper klein [wie ein Atom] ist.

oṃ jagad-vyāpine namaḥ

73. oṃ, Verehrung dem, der die Welt durchdringt.

oṃ jagad-gurave namaḥ

74. oṃ, Verehrung Ihm, dem Lehrer der Welt.

oṃ vyoma-keśāya namaḥ

75. oṃ, Verehrung Ihm, dessen Haar der Himmel ist.

oṃ mahā-sena-janakāya namaḥ

76. oṃ, Verehrung Ihm, dem Vater Mahāsena-s [Kārttikeya-s].

oṃ cāru-vikramāya namaḥ

77. oṃ, Verehrung Ihm, der einen schönen Gang hat.

oṃ rudrāya namaḥ

78. oṃ, Verehrung Ihm, dem Rudra.

oṃ bhūta-pataye namaḥ

79. oṃ, Verehrung Ihm, dem Herrn der Wesen.

oṃ sthāṇave namaḥ

80. oṃ, Verehrung Ihm, dem Standfesten.

om ahir-budhnyāya namaḥ

81. oṃ, Verehrung Ihm, der „Schlange der Tiefe".

oṃ dig-ambarāya namaḥ

82. oṃ, Verehrung Ihm, dessen Gewand die Himmelsrichtungen sind.

om aṣṭa-mūrtaye namaḥ

83. om, Verehrung Ihm, der acht Gestalten hat.

om anekātmane namaḥ

84. om, Verehrung Ihm, der die vielen [individuellen] Seelen ist.

oṃ sāttvikāya namaḥ

85. oṃ, Verehrung Ihm, der von [der Qualität] des sattva ist.

oṃ śuddha-vigrahāya namaḥ

86. oṃ, Verehrung Ihm, dessen Körper rein ist.

oṃ śāśvatāya namaḥ

87. oṃ, Verehrung Ihm, dem Ewigen.

oṃ khaṇḍa-paraśave namaḥ

88. oṃ, Verehrung Ihm, dessen Axt zerbrochen ist.

om ajāya namaḥ

89. om, Verehrung Ihm, dem Ungeborenen.

oṃ pāśa-vimocakāya namaḥ

90. oṃ, Verehrung Ihm, dem Befreier von Fesseln.

oṃ mṛḍāya namaḥ

91. oṃ, Verehrung Ihm, dem Gnädigen.

oṃ paśu-pataye namaḥ

92. oṃ, Verehrung Ihm, dem Herrn der Tiere.

oṃ devāya namaḥ

93. oṃ, Verehrung ihm, dem Gott.

oṃ mahā-devāya namaḥ

94. oṃ, Verehrung Ihm, dem großen Gott.

om avyayāya namaḥ

95. om, Verehrung Ihm, dem Unveränderlichen.

oṃ prabhave namaḥ

96. oṃ, Verehrung Ihm, dem Herrn.

oṃ pūṣa-danta-bhide namaḥ

97. oṃ, Verehrung Ihm, der [Gott] Puṣan die Zähne ausschlug.

om avyagrāya namaḥ

98. om, Verehrung Ihm, dem Unerschrockenen.

oṃ dakṣādhvara-harāya namaḥ

99. oṃ, Verehrung Ihm, dem Zerstörer von Dakṣa-s Opfer.

oṃ harāya namaḥ

100. oṃ, Verehrung Ihm, der ergreift/wegnimmt.

oṃ bhaga-netra-bhide namaḥ

101. oṃ, Verehrung Ihm, der [Gott] Bhaga zerstörte.

om avyaktāya namaḥ

102. om, Verehrung Ihm, dem Unmanifesten.

oṃ sahasrākṣāya namaḥ

103. oṃ, Verehrung Ihm, dem Tausendäugigen.

oṃ sahasra-pade namaḥ

104. oṃ, Verehrung Ihm, dem Tausendfüßigen.

om apavarga-pradāya namaḥ

105. om, Verehrung Ihm, dem Erlösung Gebenden.

om anantāya namaḥ

106. om, Verehrung Ihm, dem Unendlichen.

oṃ tārakāya namaḥ

107. oṃ, Verehrung Ihm, der [den Ozean des Werdens] überqueren lässt.

oṃ śrī-parameśvarāya namaḥ

108. oṃ, Verehrung Ihm, dem glückhaften höchsten Herrn.

iti śivāṣṭottaraśatanāmāvaliḥ samāptā
oṃ śāntiḥ śāntiḥ śāntiḥ

Hier endet die Reihe der 108 Namen von Śiva. – oṃ, Frieden! Frieden! Frieden!

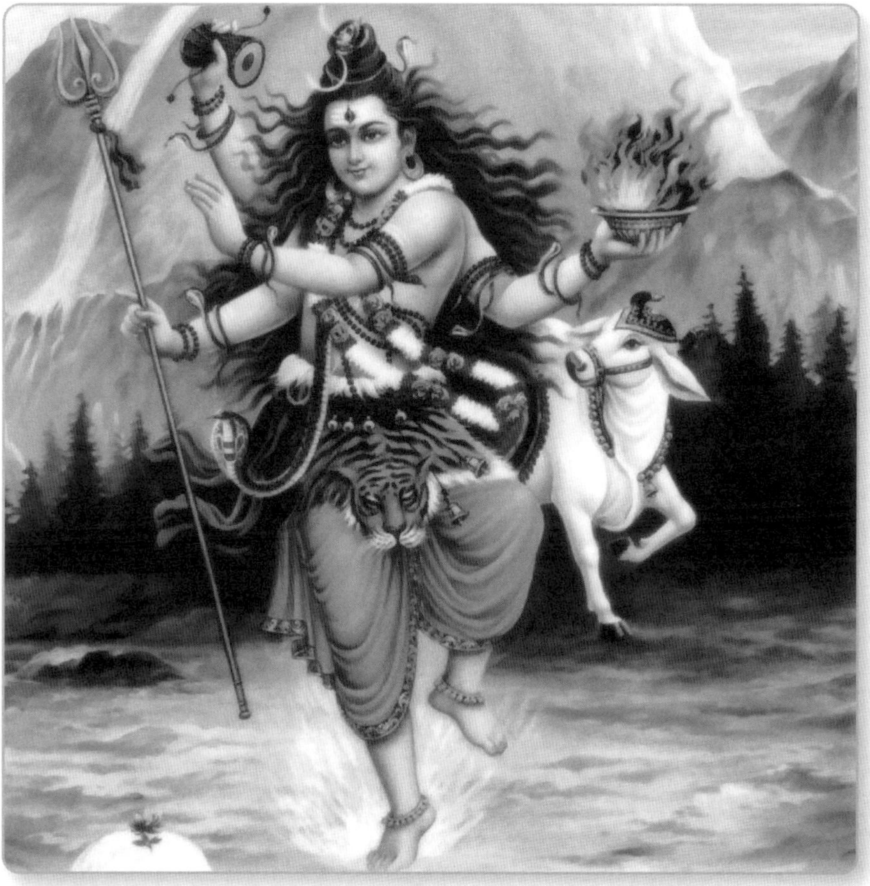

Lakṣmī

Göttin Lakshmi repräsentiert Glück, Liebe, Fruchtbarkeit, Wohlstand, Gesundheit, Schönheit, geistiges Wohlbefinden, Harmonie, Fülle und Überfluss. Sie gilt als Schutzpatronin der Pflanzen. Sie ist Shakti, die erhaltende Kraft Vishnus und dessen Gemahlin. Für die Vaishnavas ist Sie die Vermittlerin zwischen Vishnu und den Menschen, die für ihre Anhänger Fürbitte bei Ihrem Gemahl einlegt.

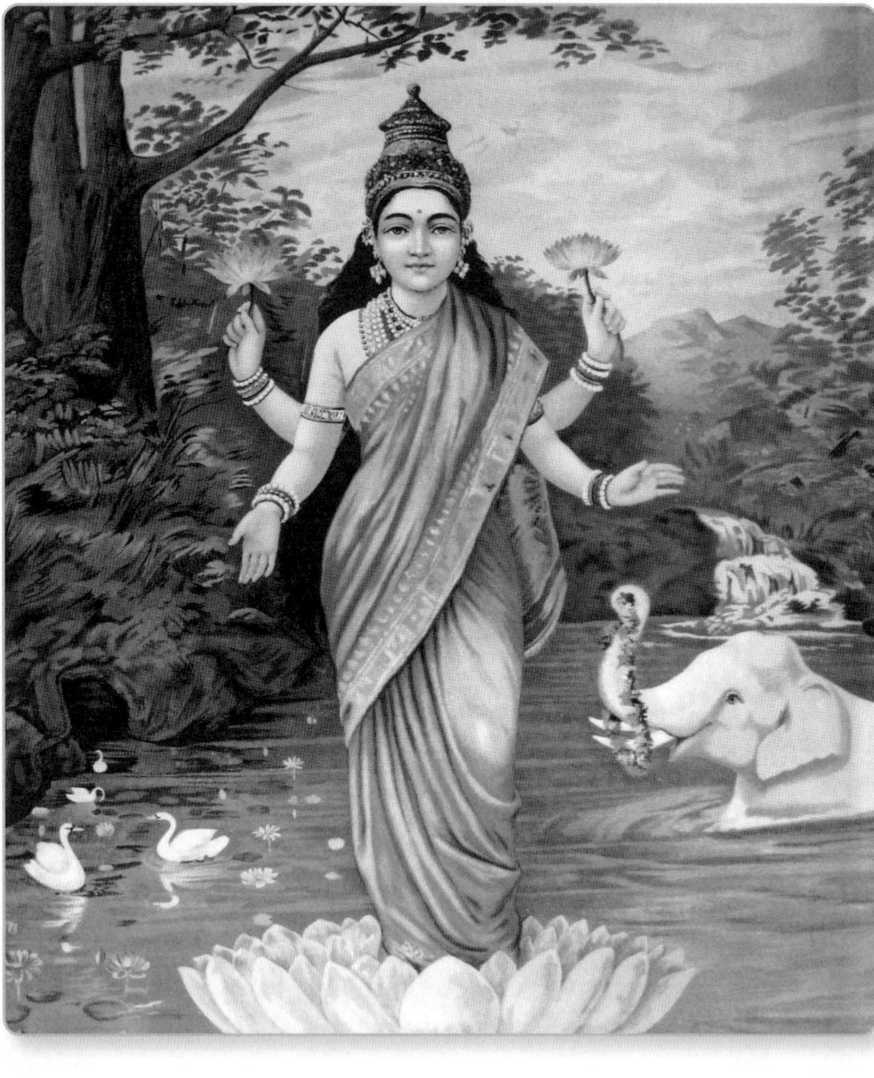

Śrī-lakṣmy-aṣṭottara-śata-nāmāvaliḥ

DIE 108 NAMEN VON ŚRĪ-LAKṢMĪ

oṃ prakṛtyai namaḥ

1. *oṃ, Verehrung Ihr, die Natur ist.*

oṃ vikrityai namaḥ

2. *oṃ, Verehrung Ihr, die Veränderung ist.*

oṃ vidyāyai namaḥ

3. *oṃ, Verehrung Ihr, die Wissen ist.*

oṃ sarva-bhūta-hita-pradāyai namaḥ

4. *oṃ, Verehrung Ihr, die allen Wesen Wohlergehen verleiht.*

oṃ śraddhāyai namaḥ

5. *oṃ, Verehrung Ihr, die Glaube ist.*

oṃ vibhūtyai namaḥ

6. *oṃ, Verehrung Ihr, die Macht/Größe ist.*

oṃ surabhyai namaḥ

7. *oṃ, Verehrung Ihr, die Wohlgeruch ist.*

oṃ paramātmikāyai namaḥ

8. *oṃ, Verehrung Ihr, die von der Natur des Höchsten ist.*

oṃ vāce namaḥ

9. *oṃ, Verehrung Ihr, die Sprache ist.*

oṃ padmālayāyai namaḥ

10. *oṃ, Verehrung Ihr, deren Wohnstätte der Lotos ist.*

oṃ padmāyai namaḥ

11. oṃ, Verehrung Ihr, die Padmā [Lotos; Name von Lakṣmī] ist.

oṃ śucaye namaḥ

12. oṃ, Verehrung Ihr, die Reinheit ist.

oṃ svāhāyai namaḥ

13. oṃ, Verehrung Ihr, die „svāhā" [Ausruf beim Opferritual] ist.

oṃ svadhāyai namaḥ

14. oṃ, Verehrung Ihr, die „svadhā" [Ausruf beim Opferritual] ist.

oṃ sudhāyai namaḥ

15. oṃ, Verehrung Ihr, die Nektar ist.

oṃ dhanyāyai namaḥ

16. oṃ, Verehrung Ihr, die Reichtum verschafft.

oṃ hiraṇ-mayyai namaḥ

17. oṃ, Verehrung Ihr, die aus Gold gemacht ist.

oṃ lakṣmyai namaḥ

18. oṃ, Verehrung Ihr, die Lakṣmī ist.

oṃ nitya-puṣṭāyai namaḥ

19. oṃ, Verehrung Ihr, die stets Gedeihende.

oṃ vibhāvaryai namaḥ

20. oṃ, Verehrung Ihr, die Glänzende.

om adityai namaḥ

21. om, Verehrung Ihr, die Unbegrenzte/Mutter der Götter.

oṃ dityai namaḥ

22. oṃ, Verehrung Ihr, die Diti [Mutter der Dämonen] ist.

oṃ dīptāyai namaḥ

23. oṃ, Verehrung Ihr, die Leuchtende.

oṃ vasu-dhāyai namaḥ

24. oṃ, Verehrung Ihr, die Schätze/Reichtum Tragende [bezügl. Erde/Materie].

oṃ vasu-dhāriṇyai namaḥ

25. oṃ, Verehrung Ihr, die Schätze/Reichtum Tragende [bezügl. Erde/Materie].

oṃ kamalāyai namaḥ

26. oṃ, Verehrung Ihr, die [ein] Lotos [Kamalā = Name von Lakṣmī] ist.

oṃ kāntāyai namaḥ

27. oṃ, Verehrung Ihr, die Geliebte.

oṃ kāmākṣyai namaḥ

28. oṃ, Verehrung Ihr, die Geduldige/Vergebende.

oṃ krodha-sambhavāyai namaḥ

29. oṃ, Verehrung Ihr, deren Ursprung das Milchozean ist.

om anugraha-pradāyai namaḥ

30. om, Verehrung Ihr, die Freundlichkeit Schenkende.

oṃ buddhyai namaḥ

31. oṃ, Verehrung Ihr, die Intelligenz ist.

om anaghāyai namaḥ

32. oṃ, Verehrung Ihr, die Fehlerlose.

oṃ hari-vallabhāyai namaḥ

33. oṃ, Verehrung Ihr, die die Geliebte Haris [Viṣṇus] ist.

om aśokāyai namaḥ

34. om, Verehrung Ihr, die sorgenfrei ist.

om amṛtāyai namaḥ

35. om, Verehrung Ihr, die unsterblich ist.

oṃ dīptāyai namaḥ

36. oṃ, Verehrung Ihr, die Leuchtende.

oṃ loka-śoka-vināśinyai namaḥ

37. oṃ, Verehrung Ihr, die den Kummer der Welt zum Verschwinden bringt.

oṃ dharma-nilayāyai namaḥ

38. oṃ, Verehrung Ihr, die die Stätte des [religiösen] Gesetzes ist.

oṃ karuṇāyai namaḥ

36. oṃ, Verehrung Ihr, die Mitgefühl ist.

oṃ loka-mātre namaḥ

40. oṃ, Verehrung Ihr, die die Mutter der Welt ist.

oṃ padma-priyāyai namaḥ

41. oṃ, Verehrung Ihr, die den Lotusblüten lieb ist.

oṃ padma-hastāyai namaḥ

42. oṃ, Verehrung Ihr, in deren Händen Lotosblüten sind.

oṃ padmākṣyai namaḥ

43. oṃ, Verehrung Ihr, deren Augen wie Lotosblüten[blätter] sind.

oṃ padma-sundaryai namaḥ

44. oṃ, Verehrung Ihr, die schön wie ein Lotosblüte ist.

oṃ padmodbhavāyai namaḥ

45. oṃ, Verehrung Ihr, deren Ursprung der Lotosblüte ist.

oṃ padma-mukhyai namaḥ

46. oṃ, Verehrung Ihr, deren Gesicht wie ein Lotosblüte ist.

oṃ padma-nābha-priyāyai namaḥ

47. oṃ, Verehrung Ihr, die dem lieb ist, aus dessen Nabel ein Lotosblüte wächst [Viṣṇu].

oṃ ramāyai namaḥ

48. oṃ, Verehrung Ihr, die Angenehme.

oṃ padma-mālā-dharāyai namaḥ

49. oṃ, Verehrung Ihr, die Lotosgirlanden Tragende.

oṃ devyai namaḥ

50. oṃ, Verehrung Ihr, die Göttin.

oṃ padminyai namaḥ

51. oṃ, Verehrung Ihr, die durch Lotosblüten Charakterisierte.

oṃ padma-gandhinyai namaḥ

52. oṃ, Verehrung Ihr, deren Geruch wie der von Lotosblüten ist.

oṃ puṇya-gandhāyai namaḥ

53. oṃ, Verehrung Ihr, die Gutriechende.

oṃ su-prasannāyai namaḥ

54. oṃ, Verehrung Ihr, die überaus Gnädige.

oṃ prasādābhimukhyai namaḥ

55. oṃ, Verehrung Ihr, die auf Gnade [den Menschen gegenüber] Ausgerichtete.

oṃ prabhāyai namaḥ

56. oṃ, Verehrung Ihr, die Glänzende.

oṃ candra-vadanāyai namaḥ

57. oṃ, Verehrung Ihr, deren Gesicht wie der Mond ist.

oṃ candrāyai namaḥ

58. oṃ, Verehrung Ihr, die Glitzernde/Helle.

oṃ candra-sahodaryai namaḥ

59. oṃ, Verehrung Ihr, die Schwester des Mondes.

oṃ catur-bhujāyai namaḥ

60. oṃ, Verehrung Ihr, die Vierarmige.

oṃ candra-rūpāyai namaḥ

61. oṃ, Verehrung Ihr, die von heller Gestalt ist.

oṃ indirāyai namaḥ

62. oṃ, Verehrung Ihr, die Indirā [die Frau Indras] ist.

oṃ indu-śītalāyai namaḥ

63. oṃ, Verehrung Ihr, die kühl wie der Mond ist.

om āhlāda-jananyai namaḥ

64. oṃ, Verehrung Ihr, die die Verursacherin von Freude ist.

oṃ puṣṭyai namaḥ

65. oṃ, Verehrung Ihr, die Wohlstand ist.

oṃ śivāyai namaḥ

66. oṃ, Verehrung Ihr, die Glückverheißende/Gnädige.

oṃ śiva-karyai namaḥ

67. oṃ, Verehrung Ihr, die Glückverleihende.

oṃ satyai namaḥ

68. oṃ, Verehrung Ihr, die gute/tugendhafte Frau.

oṃ vimalāyai namaḥ

69. oṃ, Verehrung Ihr, die Reine.

oṃ viśva-jananyai namaḥ

70. oṃ, Verehrung Ihr, die Mutter von allem ist.

oṃ tuṣṭyai namaḥ

71. oṃ, Verehrung Ihr, die Zufriedenheit ist.

oṃ dāridrya-nāśinyai namaḥ

72. oṃ, Verehrung Ihr, die Zerstörerin von Armut ist.

oṃ prīti-puṣkariṇyai namaḥ

73. oṃ, Verehrung Ihr, die ein Lotosteich von Liebe ist.

oṃ śāntāyai namaḥ

74. oṃ, Verehrung Ihr, die Ruhige/Friedliche.

oṃ śukla-mālyāmbarāyai namaḥ

75. oṃ, Verehrung Ihr, deren Kleider und Kränze weiß sind.

oṃ śriyai namaḥ

76. oṃ, Verehrung Ihr, die Reichtum/Glück ist. [Śrī = Name von Lakṣmī]

oṃ bhāskaryai namaḥ

77. oṃ, Verehrung Ihr, die Licht Machende.

oṃ bilva-nilayāyai namaḥ

78. oṃ, Verehrung Ihr, deren Stätte der Bilva-Baum/die Bilva-Frucht ist.

oṃ varārohāyai namaḥ

79. oṃ, Verehrung Ihr, die Schönhüftige.

oṃ yaśasvinyai namaḥ

80. oṃ, Verehrung Ihr, die Ruhmreiche.

oṃ vasundharāyai namaḥ

81. oṃ, Verehrung Ihr, die Schätze Tragende (bezügl. Erde/Materie).

oṃ udārāṅgāyai namaḥ

82. oṃ, Verehrung Ihr, die von edler Gestalt ist.

oṃ hariṇyai namaḥ

83. oṃ, Verehrung Ihr, die weißlich ist.

oṃ hema-mālinyai namaḥ

84. oṃ, Verehrung Ihr, deren Kränze golden sind.

oṃ dhana-dhānya-karyai namaḥ

85. oṃ, Verneigung Ihr, die Beschafferin von Reichtum und Getreide.

oṃ siddhyai namaḥ

86. oṃ, Verehrung Ihr, die Vollendung ist.

oṃ straiṇa-saumyāyai namaḥ

87. oṃ, Verehrung Ihr, die sanft gegenüber der Gruppe der Frauen ist.

oṃ śubha-pradāyai namaḥ

88. oṃ, Verehrung Ihr, die Wohlergehen Gebende.

oṃ nṛpa-veśma-gatānandāyai namaḥ

89. oṃ, Verehrung Ihr, deren Freude Feste in Königspalästen sind.

oṃ vara-lakṣmyai namaḥ

90. oṃ, Verehrung Ihr, die Wunscherfüllende Lakṣmī [spezielle Form von Lakṣmī].

oṃ vasu-pradāyai namaḥ

91. oṃ, Verehrung Ihr, die Schätze Gebende.

oṃ śubhāyai namaḥ

92. oṃ, Verehrung Ihr, die Wohlergehen ist.

oṃ hiraṇya-prākārāyai namaḥ

93. oṃ, Verehrung Ihr, die von Gold umgeben ist.

oṃ samudra-tanayāyai namaḥ

94. oṃ, Verehrung Ihr, die Tochter des (Milch-)Ozeans.

oṃ jayāyai namaḥ

95. oṃ, Verehrung Ihr, die Sieg (in weibl. Form, Name von Durgā) ist.

oṃ mangalāyai devyai namaḥ

96. oṃ, Verehrung Ihr, die glückhafte Göttin.

oṃ viṣṇu-vakṣaḥ-sthala-sthitāyai namaḥ

97. oṃ, Verehrung Ihr, die sich auf der Brust von Viṣṇu befindet.

oṃ viṣṇu-patnyai namaḥ

98. oṃ, Verehrung Ihr, die Ehefrau von Viṣṇu.

oṃ prasannākṣyai namaḥ

99. oṃ, Verehrung Ihr, deren Augen gnadenvoll/klar sind.

oṃ nārāyaṇa-samāśritāyai namaḥ

100. oṃ, Verehrung Ihr, die bei Nārāyaṇa [Viṣṇu] Zuflucht sucht.

oṃ dāridrya-dhvaṃsinyai namaḥ

101. oṃ, Verehrung Ihr, die Vertreiberin von Armut.

oṃ devyai namaḥ

102. oṃ, Verehrung Ihr, die Göttin.

oṃ sarvopadrava-vāriṇyai namaḥ

103. oṃ, Verehrung Ihr, die Beseitigerin allen Unglücks.

oṃ nava-durgāyai namaḥ

104. oṃ, Verehrung Ihr, die Durgā in ihren neun Formen.

oṃ mahākālyai namaḥ

105. oṃ, Verehrung Ihr, die große Kālī.

oṃ brahma-viṣṇu-śivātmikāyai namaḥ

106. oṃ, Verehrung Ihr, die von der Natur Brahmās, Viṣṇus und Śivas ist.

oṃ trikāla-jñāna-sampannāyai namaḥ

107. oṃ, Verehrung Ihr, die mit der Kenntnis der drei Zeiten ausgestattet ist.

oṃ bhuvaneśvaryai namaḥ

108. oṃ, Verehrung Ihr, die Herrin der Welt.

iti śrī-lakṣmy-aṣṭottara-śata nāmāvaliḥ samāptā
oṃ śāntiḥ śāntiḥ śāntiḥ

Hier endet die Reihe der 108 Namen von Lakṣmī.
oṃ, Frieden! Frieden! Frieden!

DAS GROßE YOGA VIDYA HATHA YOGA BUCH

Sukadev Bretz

Ein wunderschönes Buch zum Stöbern! Hier wird der Yoga Vidya-Stil in seiner Vielfalt ausführlich erklärt, von einfachen Anfängerübungen über die klassische Yoga Vidya-Grundreihe bis hin zu fortgeschrittenen Variationen. Zudem werden die 84 Haupt-Asanas übersichtlich dargestellt. Wer seine Yoga-Praxis abwechslungsreich mit Mantras und Affirmationen gestalten möchte, kann sich Anregungen holen. Auch auf Yoga-Übende mit speziellen Bedürfnissen wird eingegangen. Neben den Asanas werden die wichtigsten Pranayama-Techniken gezeigt, in Tiefenentspannung und Meditation eingeführt und die Besonderheiten der yogischen Ernährung erläutert. Auch Yoga-Philosophie und der ganzheitliche Yoga in der Tradition von Swami Sivananda und Swami Vishnu-devananda werden erklärt. In das Buch sind die langjährigen Erfahrungen von Sukadev Bretz (direkter Schüler von Swami Vishnu-devananda sowie Gründer und Leiter von Yoga Vidya) eingeflossen. So ist ein Begleitbuch für die eigene Yoga-Praxis entstanden, das Anfängern und erfahrenen Yogis Inspiration bietet. Auch für Unterrichtende für die Planung von Yoga-Stunden im Yoga Vidya-Stil interessant.

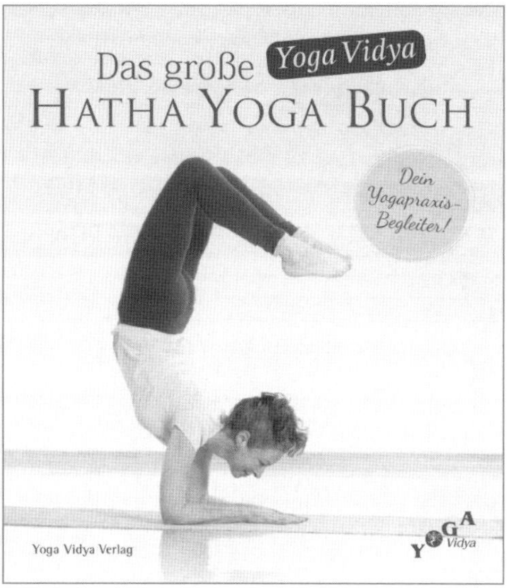

Softcover mit Seitenklappen
(21,0 x 24,0 cm), 4-farbig
256 Seiten, 19,90 €
ISBN 978-3-943376-16-6

DIE BHAGAVAD-GITA FÜR MENSCHEN VON HEUTE

Ein prächtiges Werk mit ...

- original Sanskritversen in Devanagari
- Transliteration in wissenschaftlicher Umschrift (I.A.S.T.)
- deutscher Übersetzung, Worterklärungen, sowie Illustrationen
- Erläuterungen von Sukadev Bretz

Die „Bhagavad-Gita" (der Gesang Gottes) ist das wohl meistgelesene Buch in Indien. Sie ist quasi die Bibel der Hindus und gilt inzwischen weltweit als eine der wichtigsten klassischen Yoga-Schriften, weil sie praxisbezogen ist, indem sie Mittel und Wege aufzeigt, Alltag und Spiritualität ohne zusätzlichen Zeitaufwand geschickt miteinander zu verbinden. Die „Bhagavad-Gita" ist ein umfassender Dialog zwischen der Gottinkarnation Shri Krishna und Seinem Schüler Arjuna, einem mächtigen Krieger und Adeligen, der sich kurz vor einer entscheidenden Schlacht demütig an Ihn wendet, da er an einem Scheideweg steht. Bei diesem Gespräch lehrt ihn Shri Krishna alles über praktische und philosophische Fragen des Lebens und darüber, wie man zu Ihm – zum Höchsten – gelangen kann. Yoga spielt hierbei eine wesentliche Rolle, weil sich dadurch alle Aspekte unserer Persönlichkeit entfalten können: Yoga hilft uns, einen harmonischeren Umgang mit uns selbst und der Umwelt zu finden, erweckt in uns schlummernde Fähigkeiten und ist ein ideales Übungssystem, um die Gottverwirklichung zu erreichen.

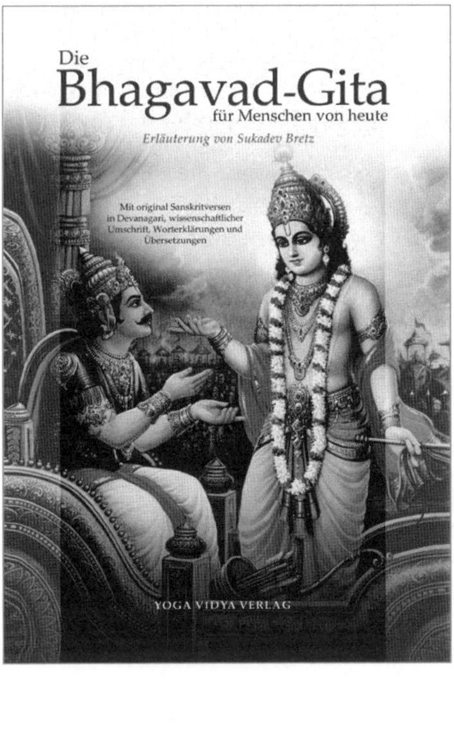

Hardcover (16,5 x 23,7 cm)
gebunden mit Leseband
616 Seiten, 19,90 €
ISBN 978-3-943376-09-8

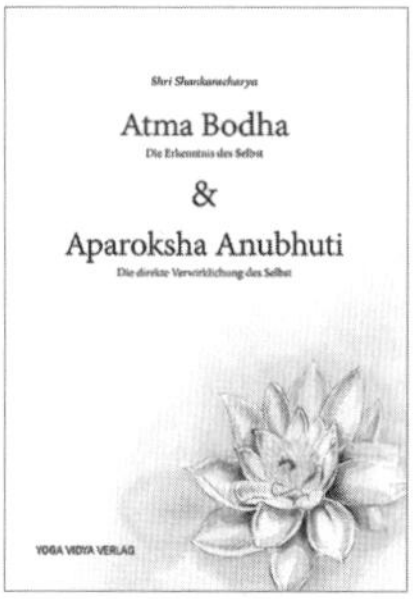

Atma Bodha und Aparoksha Anubhuti

Adi Shankara

Dieses Buch ist ein wertvoller Begleiter auf dem geistigen Entwicklungsweg. Man kann es immer wieder zur Hand nehmen und es wird jedes Mal neue Erkenntnisse, einen neuen Zugang zur höchsten Wirklichkeit geben. Viele Verse eignen sich wunderbar, darüber zu meditieren. Sie sind getragen von der Energie und Kraft des Autors, der nicht nur ein Philosoph und Gelehrter, sondern ein selbstverwirklichter Meister und Mystiker war. Seine Führung und Weisheit wird über die Kraft der Worte oft unmittelbar zugänglich und kann zu einem intuitiven Verständnis der großartigen Lehre des Vedanta werden.

Softcover (A5), 64 Seiten, 7,80 €, ISBN 978-3-931854-85-0

GURUPUJA

Gesammelt und Zusammengefasst von Shri Karthikeyan

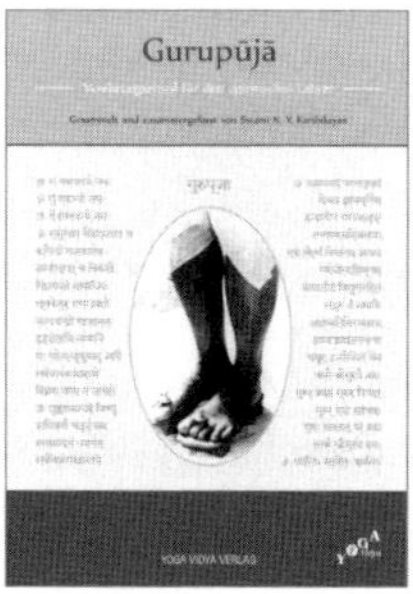

Wer einer Puja beiwohnt, fühlt sich sofort inspiriert und wird von einem besonderen Frieden erfüllt. Viele Suchende sind des Sanskrit nicht kundig, möchten jedoch mehr über Ablauf und Bedeutung der Puja und der Mantras, die dabei rezitiert werden, erfahren. So entstand eine zunehmende Nachfrage nach einer Transliteration und Erläuterung der Mantras. Alle Rezitationen wurden deshalb mit wissenschaftlicher Umschrift und einer deutschen Übersetzung bereichert. Dies hilft, das Ritual besser verstehen und die Mantras leichter rezitieren zu können. In „Gurupuja" wird der genaue Ablauf dieses Verehrungsrituals (für den spirituellen Lehrer) und die dazugehörigen Mantras nach Shri Karthikeyan, einen engen Schüler von Swami Sivananda, erklärt.

Softcover (A5), 78 Seiten, 9,90 €, ISBN 978-3-943376-23-4

INSPIRIERENDE GESCHICHTEN

Swami Sivananda

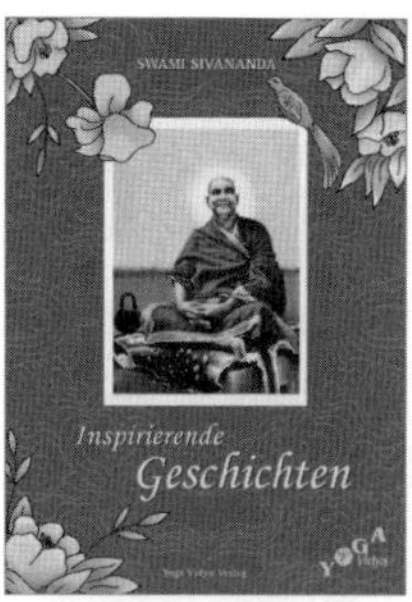

Hier hat Swami Sivananda einige besondere Geschichten aus dem altindischen Kulturgut gesammelt, in denen viel spirituelles Wissen und Weisheit liegt. Das Geschichtenerzählen ist eine der ältesten menschlichen Traditionen. Was Nahrungsmittel für den physischen Körper sind, das sind Geschichten für den menschlichen Geist und die menschliche Seele. Geschichten regen unsere Fantasie an und helfen uns dabei, eigene innere Bilder wahrzunehmen, das Herz zu öffnen und neue Denkanstöße zu fördern.

Softcover (A5), 240 Seiten,10,80 €, ISBN 978-3-931854-53-9

SHIVA SAMHITA – Die Geheimlehre Indiens

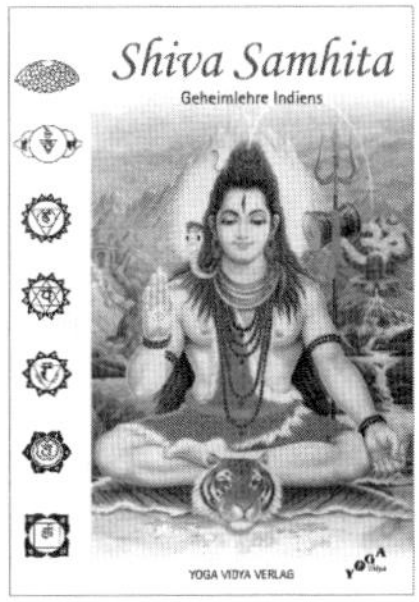

Die „Shiva Samhita" ist eine der vier Hauptschriften im Hatha Yoga und Kundalini Yoga und ein hilfreicher Grundlagentext für ernsthafte Aspiranten. In fünf Kapiteln werden die Philosophie über Schöpfung und Zerstörung des Universums, das rechte Wissen über Realität und das ultimative Ziel des menschlichen Lebens, Moksha oder Befreiung, dargelegt. Die verschiedenen Methoden des Yoga und die Erweckung der Kundalini werden klar beschrieben. Auch das Konzept von Prana, Nadis, Chakras und die Wirkungen des Hatha Yoga auf den Feinstoffkörper werden behandelt.

Softcover (A5), 86 Seiten, 10,00 €, ISBN 978-3-943376-10-4

GHERANDA SAMHITA

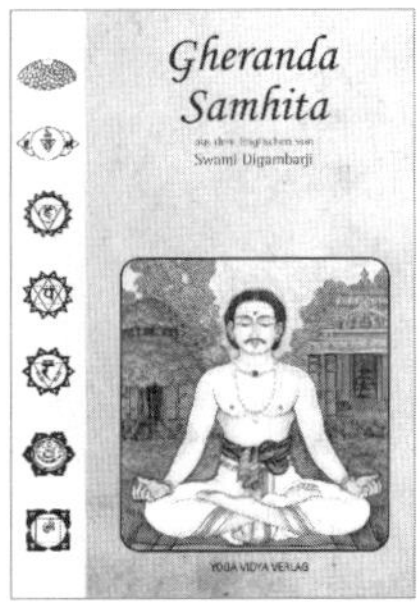

Ein systematischer Lehrtext in Form eines Dialoges zwischen dem Lehrer Gheranda und dem Schüler Chandakapali. Neben der „Hatha Yoga Pradipika" und der „Shiva Samhita" ist er einer der drei klassischen Texte des Hatha Yoga. Diese deutsche Ausgabe hält sich so nahe wie möglich an den Originaltext, den Lore Tomalla bei ihrem Lehrer in Indien übersetzt hat. Hilfreich sind auch die Abbildungen zu bestimmten Übungen. Beschrieben werden mehr als 100 Yoga-Praktiken und sieben Methoden, die den Übenden zu höheren Bewusstseinsebenen führen: Shatkarma (Kriya), Asana, Mudra, Pratyahara, Pranayama, Dhyana und Samadhi.

Softcover (A5), 80 Seiten, 9,80 €, ISBN 978-3-943376-02-9

GÖTTER UND GÖTTINNEN IM HINDUISMUS

Swami Sivananda

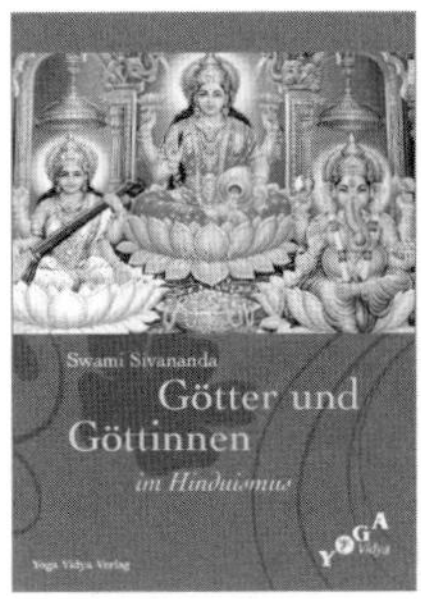

Die Vielfalt der indischen Götterwelt ist faszinierend und verwirrend zugleich. In diesem Werk beschreibt Swami Sivananda einige der wichtigsten Aspekte der indischen Mythologie, ihre Symbolik und tiefe Bedeutung, sowie traditionelle Riten. Ein Buch, das unsere Fantasie anregt, ein besseres Verständnis der indischen Mythologie schenkt und uns im Herzen berühren kann – denn letztlich bekommen wir Zugang zur höchsten Wirklichkeit über das Herz.

Softcover (A5), 145 Seiten, 9,50 €, ISBN 978-3-931854-66-9

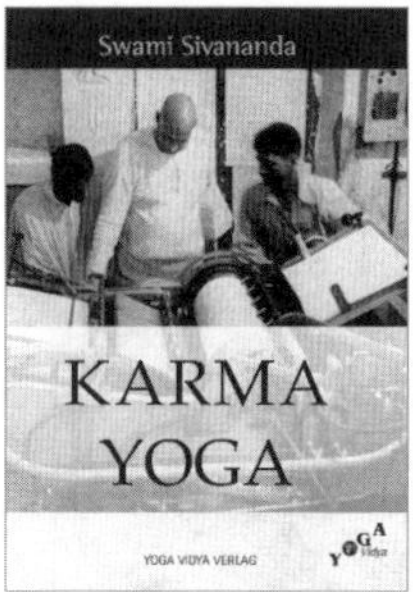

KARMA YOGA

Swami Sivananda

Wie kann man selbstloses, uneigennütziges Handeln im alltäglichen Leben verwirklichen, um zum höchsten Ziel der Selbstverwirklichung zu gelangen? Dies zeigt Swami Sivananda in seinem praktischen Leitfaden auf inspirierende Weise. Das Buch vermittelt die Einsichten eines verwirklichten Meisters darüber, wie rechtes Handeln – im Einklang mit universellen Gesetzen, mit unserer eigenen Pflicht (Svadharma) und mit Karma und Reinkarnation – zu verstehen ist. Es enthält Bezüge zur *Bhagavad Gita*, inspirierende Geschichten und Anekdoten sowie eine Kurzanleitung zum Führen eines spirituellen Tagebuchs.

Softcover (A5), 224 Seiten, 12,90 €, ISBN 978-3-943376-04-3

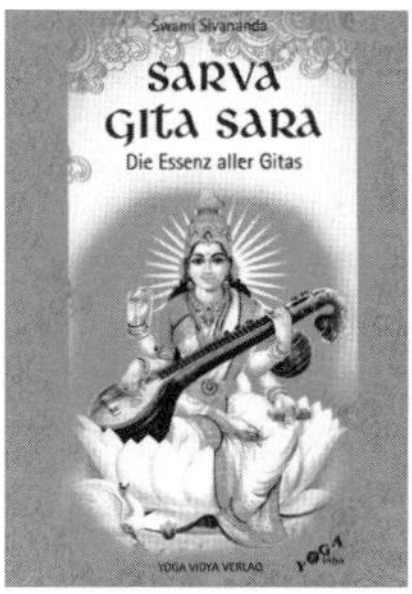

SARVA GITA SARA – DIE ESSENZ ALLER GITAS

Swami Sivananda

Gitas sind kurze Auszüge klassischer Schriften, die spirituelle Prinzipien klar vor Augen führen und dem Aspiranten wertvolle Tipps geben. Swami Sivananda hat in diesem Buch die prägnantesten Verse aus verschiedenen Gitas für den ernsthaften spirituell Suchenden zusammengestellt. So stellt dieses Buch eine einzigartige Sammlung wenig bekannter Schriften dar. Die Gitas wollen aufrütteln und uns die Begrenztheit und Kostbarkeit unserer Lebenszeit drastisch veranschaulichen. Sie regen uns zum Nachdenken an und die Meditation über das Gelesene kann zu einer direkteren, intuitiven Erkenntnis der Wirklichkeit führen.

Softcover (A5), 176 Seiten, 12,00 €, ISBN 978-3-943376-13-5

20 WICHTIGE SPIRITUELLE ANWEISUNGEN

Swami Sivananda

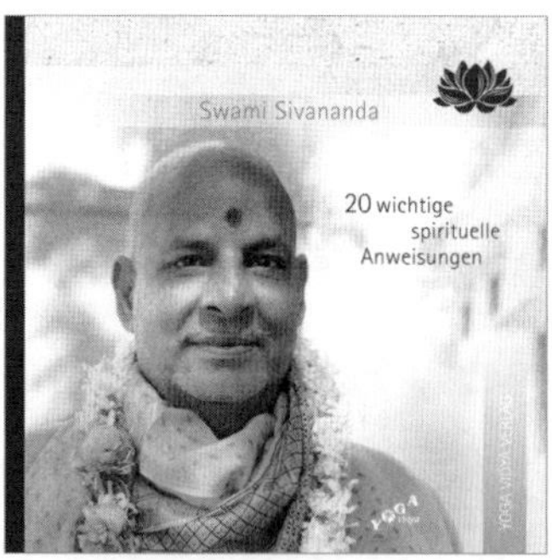

Ein liebevoll gestaltetes Geschenkbüchlein mit Swami Sivanandas wichtigsten spirituellen Anweisungen für die eigene Yoga-Praxis und Lebensgestaltung. Auf jeder Seite findest du neben den Anweisungen sehr schöne alte Fotos vom großen Yoga-Meister. Durch die präzise formulierten Ratschläge kann Spiritualität in den Alltag einfließen und Swami Sivanandas direkte Worte können einfach umgesetzt werden. Die Essenz seiner Lehren wunderschön verpackt – lass dich inspirieren!

Hardcover (13,5 x 13,5 cm), gebunden
48 Seiten mit 22 Illustrationen, 8,90 €
ISBN 978-3-943376-18-0

KARMA UND REINKARNATION

Sukadev Bretz

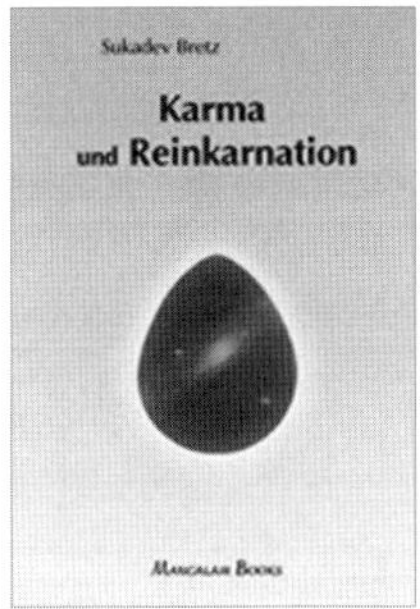

Sukadev stellt in diesem Buch die wichtigsten Fragen des Lebens: Gibt es ein Leben nach dem Tod? Wie sieht das Leben nach dem Tod aus? Was kann ich tun, wenn ich selbst sterbe oder jemand anderes stirbt? Viele praktische Tipps dazu machen dieses Buch durch die Einfachheit der Ratschläge sehr wertvoll. Der zweite Teil des Buches behandelt das Thema Karma: Warum geschieht, was geschieht? Warum gibt es Leiden und offensichtliche Ungerechtigkeiten? Der praktische Standpunkt des Autors klärt die Fragen: Wie kann ein Aspirant aus den Erfahrungen des Lebens lernen? Wie kann man ein ethisches und mitfühlendes Leben führen? Wie kann man uneigennützige Liebe in den Alltag bringen? Fundiertes Wissen angereichert mit persönlichen Beispielen und Erfahrungen.

Hardcover (14,8 x 22,2 cm), gebunden, 192 Seiten, 19,50 €
ISBN 978-3-922477-91-4, Mangalam Books im Yoga Vidya Verlag

DIE KUNDALINI-ENERGIE ERWECKEN

Sukadev Bretz

Gleich einer eingerollten Schlange ruht die Kundalini-Energie, die kosmische Urkraft in uns, am Ende der Wirbelsäule. Durch die stufenweise Erweckung dieser Energie können wir das Höchste – die Einheit mit dem Absoluten – erreichen. In inspirierender Klarheit führt Sukadev in die spirituellen Geheimnisse der Kundalini ein und zeigt, wie wir unser Leben durch die Erweckung der göttlichen Urenergie in uns bereichern können. Erläuterungen zur tantrischen Tradition, zu Reinigungs- und Erdungsritualen, zum Astralkörper, zu den Nadis und Chakren helfen, die Kraft der Kundalini besser zu verstehen, und ermöglichen einen umsichtigen Umgang mit den spirituellen Erweckungserlebnissen. So wird die Kundalini zu einem inneren Abenteuer, das versteckte Potenziale und Fähigkeiten in uns entdecken, das Bewusstsein erweitern und zur eigenen Verwirklichung führen kann.

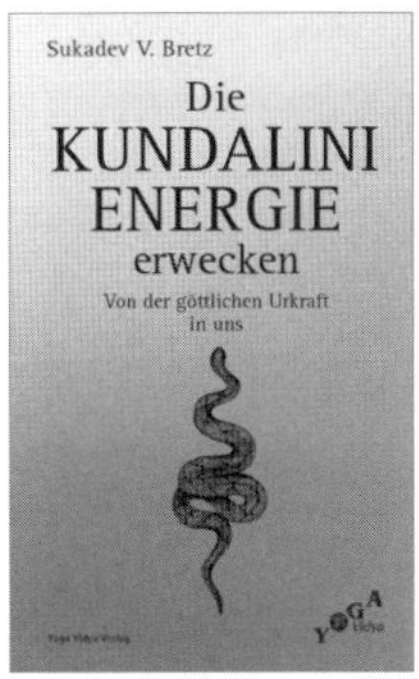

Hardcover (13,8 x 22,0 cm), gebunden mit Leseband
193 Seiten, 14,80 €, ISBN 978-3-931854-91-1

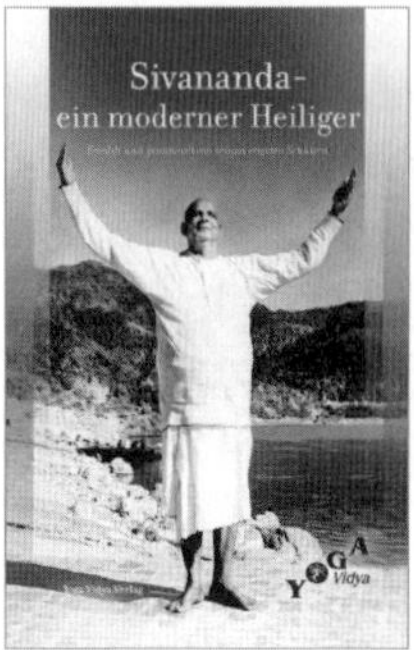

SIVANANDA - EIN MODERNER HEILIGER

Ein inspirierendes Buch, das tiefe Einblicke in das Leben und Wirken von Swami Sivananda vermittelt. Enge Schüler beschreiben sehr anschaulich die wichtigsten Lebensabschnitte, wie Swami Sivananda den spirituellen Weg gegangen ist, systematisch an sich gearbeitet hat und mit viel Disziplin, Weisheit und Hingabe zur höchsten Verwirklichung gekommen ist. Das Buch zeigt pragmatisch und methodisch den Weg, den jeder Aspirant selbst gehen kann, um dieses Ziel zu erreichen. Es versetzt den Leser in die unmittelbare Gegenwart eines großen, selbstverwirklichten Meisters.

Hardcover (A5), gebunden mit Leseband, 380 Seiten, 19,80 €
ISBN 978-3-931854-63-8

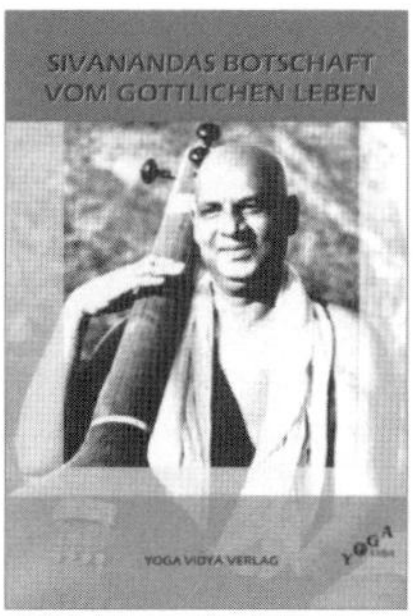

SIVANANDAS BOTSCHAFT VOM GÖTTLICHEN LEBEN

Zusammengestellt und herausgegeben von Swami Sahajananda

In diesem Buch wurden Gespräche des großen Meisters Swami Sivananda gesammelt, in denen er sich zu einer ganzen Bandbreite von Themen äußert und Menschen Ratschläge gibt. Diese Gespräche zeigen auf wunderbare Weise die göttliche Persönlichkeit des Meisters und seine einfachen Lehren mit ihrer praktischen Anwendbarkeit. Spirituelle Schätze flossen von seinen göttlichen Lippen – sie beruhigen, erleuchten, trösten all jene, die bei ihm Zuflucht suchen. Jedes Kapitel wird mit kurzen einprägsamen Sätzen eingeleitet.

Hardcover (17,0 x 22,0 cm), gebunden mit Leseband, 592 Seiten, 19,80 €, ISBN 978-3-931854-86-7

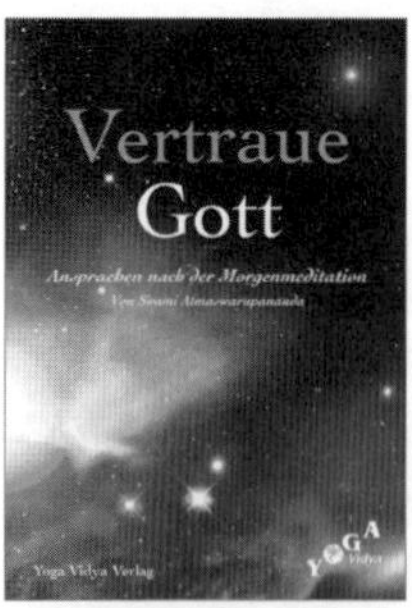

VERTRAUE GOTT

Swami Atmaswarupananda

Eine Sammlung von 85 kurzen Vorträgen, die während der Morgenmeditationen von Swami Atmaswarupananda im Sivananda Ashram in Rishikesh gehalten wurden. Jeder davon enthüllt unmittelbar einen Aspekt der klassischen vedantischen Lehren im heutigen Kontext. Typische Hindernisse und Zusammenhänge der spirituellen Entwicklung werden verdeutlicht. Dabei richtet sich das Buch an Interessierte verschiedener Traditionen. Genial, direkt und unkompliziert. Mit großer Klarheit gibt Swami Atmaswarupananda Antworten auf essenzielle Fragen.

Softcover (A5), 192 Seiten, 10,80 €, ISBN 978-3-931854-72-0

JAPA YOGA

Swami Sivananda

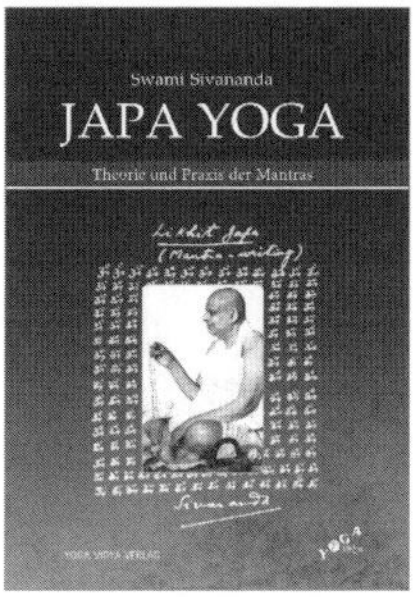

Mantras sind machtvolle Klangenergien auf Sanskrit. Der richtige Gebrauch davon verhilft zu Gesundheit, innerer Harmonie, geistiger Klarheit, mehr Lebensenergie, Entfaltung von Liebe und Freude. Mantra Yoga gilt als einer der einfachsten, sichersten und schnellsten Wege zur Selbstverwirklichung. In Indien ist es der populärste und doch mysteriöseste Aspekt des Yoga, der zumeist nur mündlich weitergegeben wurde und wird. Schriften über Japa Yoga sind in der deutschsprachigen Literatur sehr selten. Dieses Werk beschreibt die tantrische Theorie von Klang und Mantra, mit wertvollen Hinweisen für die Praxis. Die Auflistung von früher nur in mündlicher Überlieferung weitergegebenen Mantras ist selbst in Indien einmalig. Erlesene Ratschläge zu allen Aspekten des spirituellen Lebens runden das Buch ab.

Softcover (A5), 228 Seiten, 9,80 €, ISBN 978-3-931854-25-6

VEDANTA FÜR ANFÄNGER

Swami Sivananda

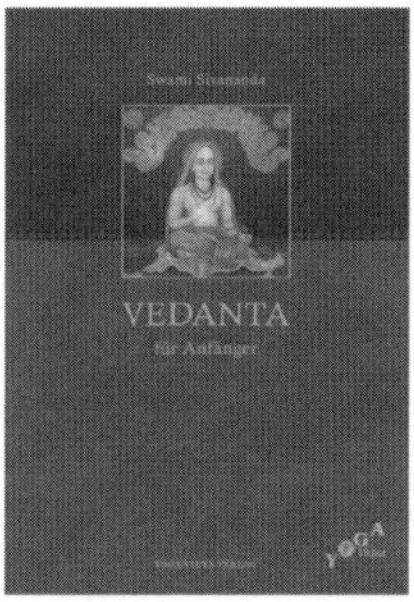

Vedanta ist der Höhepunkt der Veden; das Studium von Brahman, die Wissenschaft, die den Menschen über die Ebene des Weltlichen erhebt; die rationale Methode der Meditation über das höchste Absolute, das Ewige, das Unendliche; der Gipfel der menschlichen Erfahrung und das Ende des Denkens; das höchste Wissen, welches den alten Weisen enthüllt wurde. In diesem besonderen Buch erläutert Swami Sivananda die Kernaussagen des Vedanta und viele Sanskrit-Begriffe. Gleichzeitig enthält das Buch wertvolle praktische Anweisungen, Meditationsanleitungen und anschauliche Analogien.

Softcover (A5), 132 Seiten, 9,80 €, ISBN 978-3-931854-83-6

AUTOBIOGRAFIE

Swami Sivananda

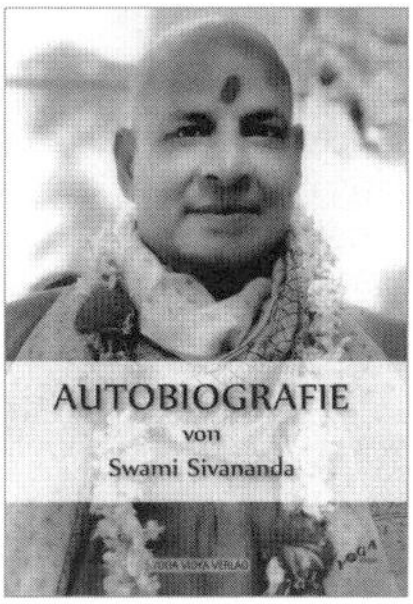

Hier beschreibt der große indische Weise Swami Sivananda, wie er vom Normalbewusstsein zum Gottesbewusstsein gekommen ist, einfach und ganz natürlich die Erfahrung der Einheit zu machen. Es ist das Geburtsrecht jedes Menschen, seine wahre Natur zu entdecken und auszudrücken. Diese Natur ist göttlich, so die Erfahrung Swami Sivanandas und aller Mystiker verschiedenster Traditionen. In diesem Buch wird Swami Sivananda lebendig und kann dem Leser wertvolle Ratschläge und Kraft schenken.

Hardcover (A5), gebunden mit Leseband, 204 Seiten, 16,80 €
ISBN 978-3-931854-73-7

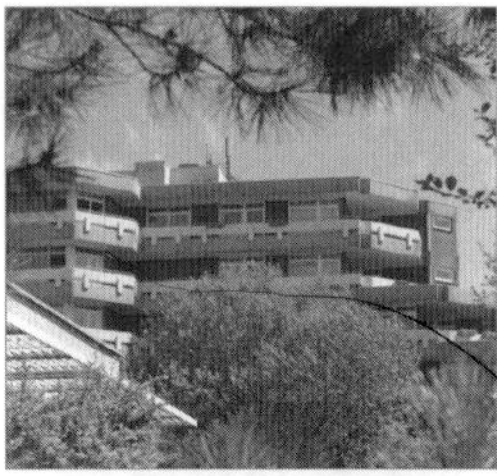
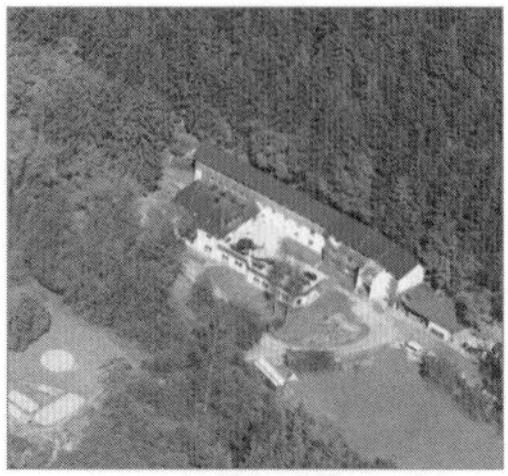

Entspannen
Aufladen
Yoga erfahren

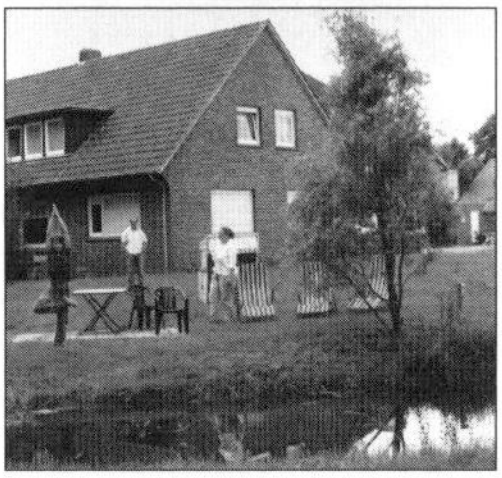
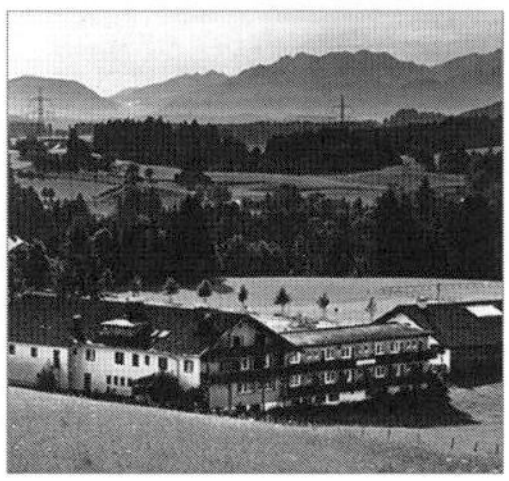

In den rund 100 Yoga Vidya Centern in ganz Deutschland kannst du Yoga systematisch lernen, praktizieren und vertiefen:

www.yoga-vidya.de/center

Seminare, Ausbildungen und Erholung in idyllischer Natur:

Yoga und Meditation • Yogalehreraus- und weiterbildungen • Yoga-Ferien • Familie und Kinder • Wellness und Erholung • Ayurveda-Ausbildungen • Kundalini-Seminare • Massage-Ausbildungen • Yoga-Therapie • Heilpraktiker • Kunst • Musik • Spiritualität • diverse Events • themenbezogene Yoga-Kongresse (z. B. Kinder, Musik, Business, Ayurveda) u.v.m.

Yoga Vidya Bad Meinberg
Yoga Vidya, Yogaweg 7, 32805 Horn-Bad Meinberg
Tel. 05234/87-0 • Fax -1875
info@yoga-vidya.de • www.yoga-vidya.de

Yoga Vidya Westerwald
Yoga Vidya, Gut Hoffnungstal, 57641 Oberlahr
Tel. 02685/8002-0 • Fax -20
westerwald@yoga-vidya.de • www.yoga-vidya.de

Yoga Vidya Nordsee
Yoga Vidya, Wiarder Altendeich 10, 26434 Horumersiel
Tel. 04426/904161-0 • Fax -40
nordsee@yoga-vidya.de • www.yoga-vidya.de

Yoga Vidya Allgäu
Yoga Vidya, Lärchenweg 3, 87466 Maria Rain
Tel. 008361/92530-0 • Fax -29
allgaeu@yoga-vidya.de • www.yoga-vidya.de